認知症介護

現場からの見方と関わり学

三好春樹

円窓社

改訂にあたって

本書は2003年に『痴呆論』として世に出され、その後、「認知症」という呼称が広がりつつあった2009年にあえて『痴呆論』のままで〈増補版〉として刊行された。その際、副題として「認知症への見方と関わり学」と付け加えを行なった。

この度、新たな題と本文中の「痴呆」の「認知症」への書き換え、および巻頭に新たな文章を加えて、改訂新版として刊行することになった。

10年以上にわたっておそらく認知症介護の分野では最も読まれている本として成長を続けていることを誇りに思うと共に、介護職の読者の皆さんに感謝したい。

三好春樹

介護の強み

―まえがきに代えて―

介護の強みとは何か――。それは老人に振り回されることができるということだ。「赤子に乳をやらにゃいけん!」と真剣に訴えるIさんを全介助で車イスに乗せ、「こっち、こっち」と彼女が指さす方向に押して歩く。10分ごとにナースコールを押してはいろいろ訴えるUさんを、スタッフステーションに連れてきて、いっしょにお茶を飲む。

「Sさんは、午前4時にやっと寝つくまで、42回ナースコールを鳴らしました」と、夜勤明けのケアワーカーが報告している。鳴らしたほうも鳴らしたほうだが、数えたほうも数えたほうだ。途中から〝正〟の字を書いて記録していたという。

こんな夜勤明けの朝は、仮眠もできなかったので眠いが、帰宅してもすぐには眠れない。なんだか興奮しているのだ。「振り回される快感」と言えばいいだろうか。ナースコールに一晩中、振り回されるということは、言い換えれば、老人に対して怒ったりしなかった、ということだ。もちろん、ナースコールを抜かなかったということだし、ましてや、薬を〝盛ったり〟

もしなかったということだ。

医者や優秀な看護職はこうはいかない。専門職たるもの認知症老人に振り回されるなんてことがあってはならない、と考えているからだ。「治療計画、看護計画に基づいて行動するのが専門家です」なんて言う。しかし、治療計画、看護計画と言ったって、その大半は老人を振り回しているようなものではないか。だったら、こちらも同じくらい振り回されるくらいがちょうどいいのだ。

振り回されるというのは、言い方を換えれば、老人が主体になることである。認知症老人が認知症老人のままで主人公になることだ。

42回のナースコールという新記録をつくったSさんは、朝方はぐっすり眠り続け、10時になって目を覚まして、「なんで朝ご飯のときに起こしてくれなかったのか」と文句を言うのである。薬や叱責や抑制がもたらす主体崩壊という副作用に比べれば、なんという劇的な変化だろう。

介護の〝介〟は媒介の〝介〟だ。老人に関わるすべての職種の人たちが、振り回される快感を共有されることを願って、この本を送り出したい。

本書は２０１４年５月、雲母書房より刊行された原本に
修正を加えず復刊したものである。

認知症介護

目次

contents

第Ⅳ部　タイプ別問題行動と関わり方

第Ⅰ部

医学から人間学へ

第1章　PTSDとしての認知症―人体から人生へ

「BPSD」への違和感

かつてよく使われた「問題老人」ということばは今では使われなくなってしまった。かわりに「介護困難老人」と言うのだ。この表現は介護現場から生まれてきた。「問題介護」や「問題職員」ということばと共に反省や自虐をこめて使われ始めたのだ。

単なる言い換えのようにも思えるが、「問題老人」では老人の側にのみ問題があることになってしまう。でも「介護困難老人」なら、介護する側に問題があるかもしれないというニュアンスがあるからまだましだろう。

実際、老人の「問題」のきっかけも、それを深刻化してしまうのも、「問題職員」や「問題介護」であることのほうが多いのである。特に認知症老人の介護に関しては。

「問題行動」という表現も使われなくなっている。「BPSDと言いなさい」と言われるのだ。

しかし「ＢＰＳＤ」は、医師や大学のセンセといったアカデミズムの世界から生まれ、介護現場に説教される形で広まった。なにしろ英語である。現在ならともかく、かつての介護現場にはそんな英語を使う人はいなかったし、医師もアカデミズムの誰も介護なんかに興味を示さなかった。

今でも英語には弱い私と介護職のために、「ＢＰＳＤ」を事典で調べてみよう。もちろん、私が編著者の一人である『実用介護事典・改訂新版』（講談社、２０１３）で。

ＢＰＳＤ（Behavioral and Psychological Symptoms of Dementia）認知症にともなう行動・心理症状。単に行動・心理症状と書くこともある。認知症の症状は、記憶障害、見当識障害、判断力障害といった中核症状と、徘徊や暴力といった周辺症状に分かれることが知られている。このうち周辺症状は、かつて問題行動とよばれていた。しかしそれは介護側から見た問題であって、当事者には切実な理由があるという理解が進み、問題行動という表現は使われなくなった。これに替わるかのように医療の現場から使われるようになったことばがＢＰＳＤである。従来の周辺症状がおもに行動症状を指していたのに対し、不安や抑うつなどの心理症状も加え、中核症状以外の症状を総合的に表現しようという意図から普及が進んでいる。

やはり医療の世界から出てきたことばである。それを、「介護には専門性が足りない」と考えている人たちが介護職に啓蒙《けいもう》して定着しつつあるのだ。

たしかに「問題行動」という表現は不適切である。そのきっかけも深刻化も大半が「問題介護」や

「問題医療」によって生じていることは、「問題老人」の場合と同じなのだから。

しかし私は「BPSD」という表現には賛成できない。なぜなら、この表現では、〈BPS〉＝行動心理症状、は、〈of Dementia〉＝認知症に伴う、とされてしまうからだ。これだと、認知症とされている高齢者の「問題行動」や表現はすべて認知症のせいだということになる。

そして認知症の原因は脳だから、すべては脳に起因することになってしまう。

しかし、介護現場がその試行錯誤のなかで明らかにし、私がこの本でまとめ、主張しているように、認知症の「問題行動」の最大の原因は便秘である。つまり脳の中ではなく、日常生活の中にこそ原因があるのだ。

あるいは、原因のひとつは、今日の夜勤は誰か、ということである。つまり「問題職員」のせいか、あるいは高齢者と介護職の相性という人間関係の中に原因があるのである。

〈of Dementia〉と表現することで、そうした生活や関係の中の原因に目が届かないことになるだけではない。高齢者が心身ともに落ち着くための豊かな現場の工夫が無視されてしまい、科学物質で人間をコントロールしようとする方法、つまり薬に頼ることになるのではないか。

じつは、「BPSD」のDを、Dementiaではなくて、Drag（＝薬）の略だとすればいいのではないか、と私は考えている。これは皮肉ではない。薬の効きすぎや副作用で作られた「問題行動」や、「問題行動すらできない状態」にされている高齢者が続出しているのだから。

薬に頼る前に介護現場にできること、すべきことが100も200もあるではないか、ということを私は訴えてきた。その豊かな発想と方法は、皮相な専門性がとても及ばない介護現場の深部で創造され続けている。

「問題行動」の原因を、生活と関係の中に探していこうとする私たちに、もうひとつの有力な発想と方法論がもたらされた。それは、原因を、一人ひとりの人生の中に探すというものである。

特別養護老人ホームの宿直の夜である。午後11時に見回りをしてから眠りにつくことになっている。宿直室から一歩廊下に出た途端、真っ暗になった。停電だ。

風の強い日で、老木が倒れて送電線が切断されて、施設とその周囲の数軒の家が停電になったと翌朝しらされた。

特養ホームにはこんなときのために、自家発電装置が設置されている。重油で動く発電機で、停電になると自動的にスイッチが入る仕組みになっていて、低い発電機の音が響いたかと思うと、廊下の非常灯がパッ、パッと点灯して、うす暗いながらも廊下の隅まで見渡せるようになった。

「これで朝まで大丈夫」と私はホッとした。そのとき、よく眠っていたという男性入所者のTさんが廊下に出てきて大声で叫んだ。

「空襲警報発令！」と。

入所者が寝つくのは早い。午後8時頃にはほとんどの人が寝ている。9時の消灯まではイヤホンをつけてテレビを見ている人が数人いるくらいだ。

Tさんも、ひと寝入りしてちょうど目を覚ましていたのだろう。急に停電でまっ暗になった。かつて夜間に空襲があると、灯火管制が行なわれた。灯が見えると爆撃の目標になるからと灯を消したのだ。地域ごと停電にすることもあった。

もちろん数十年も前のことだが、そのときの恐怖がよみがえってパニックになったのだろう。じつは、自家発電装置のモーターの低い、うなるような音が爆撃機の不気味な音に似ているのだという。

「B－29が来るーっ！」

ちょうど夜勤の職員は若い人（といっても相対的にだが）が2人だったので「B－29」が判らない。私に「お笑いのグループじゃないですよね」とたずねた。

年配の介護職は貴重だ。若い介護職と高齢者との〝通訳〟ができるから。

PTSDと認知症の3分類

さて、彼の言動は「BPSD」だろうか。むしろ「PTSD」だとは思わないだろうか。「PTSD」も調べてみよう。『実用介護事典』を引くと「外傷後ストレス障害」を見よ、となっている。

外傷後ストレス障害（posttraumatic stress disorder ＝ PTSD） 災害や残虐行為など、生命や身の安全が極度に脅かされる外力にさらされたのちに、さまざまな回避反応（体験をだれにも話さなくなる、外傷性健忘、体験を思い起こさせるような活動や場所や人々に近づかないなど）や全般的な反応の鈍麻（それまでの活動への興味喪失や参加の減少、人に愛情を感じられなくなる、先すぼまりなど）、または過覚醒といった症状（熟睡できない、イライラする、集中困難など）が見られること。PTSDと略されることも多い。一般的には、心的外傷やトラウマともよばれるが、正式な診断名ではない。災害などのほかにも、身体障害や精神障害を引き起こした外傷や疾病、あるいはそれらの障害にともなう症状がPTSDをもたらすこともあるので、留意する必要がある。

PTSDの症状は3つに分類されることが多い。①回避、②過覚醒、③侵入の3つである。事典での回避反応と鈍麻をまとめて①の回避となり、Tさんのような当時の心理がよみがえってパニックになるのが③の侵入だ。

もっとも、③侵入によるパニックを起こさないための無意識的な反応が①と②だと考えることもできるだろう。

私たちが注目するのは、本書で紹介し現場で広く活用されている、「認知症の3分類」と、PTSDの症状との共通性である。

私たちの「認知症の3分類」は、医療の側の「治そう」という立場からの原因を脳にのみ求めるための分類、つまり「アルツハイマー型」「脳血管性」といった診断に対して、「暮らそう」という立場からの提案である。詳しくは本書を読んでいただくこととして簡単に説明したい。

私たちは認知症を、医学という狭い世界ではなく、人間学ともいうべき広くて深い世界で捉えようとしてきた。たとえば認知症の「問題行動」とされているものは「老化に伴う人間的変化」として捉えようとする。「老化や障害に伴う人間的反応」というより正確になるだろう。その反応のしかたで3つに分類するのだ。

老いた自分とこの世界を受け入れることができず、呼びかけにも反応しないで現実から逃避して自閉する「遊離型」。

老いた自分にいらついて回りの言動に過剰に反応し暴力や暴言を振るう「葛藤型」。

そして、老いた自分を拒否するかのように心の中で過去に帰って「仕事に行く」「子どもが呼んでいる」と一心不乱に出ていこうとする「回帰型」の3つである。

すると、①回避は「遊離型」に、②過覚醒は「葛藤型」に、③侵入は「回帰型」に見事に当てはまるではないか。

PTSDは生命や身の安全が脅かされるという危機への3つの反応、かたや認知症は老化という人生の危機への3つの反応、それが共通しているのは当然だろう。

「問題行動」や「BPSD」と呼ばれてきたものが、ひょっとして「PTSD」の症状ではないのかと見直してみると、新しい気付きの多さに驚かされる。

宿直の夜に巡回していると、10回に2~3回の割合で夢でうなされている入所者がいた。体格のいい男性で、脳卒中で片方の手足にマヒがあって寝たきりに近い状態だった。

「カンニンしてくれー、ナンマンダブ、ナンマンダブ……」

恐怖におびえた声だった。

「中国で散々悪いことをしたから罰があたった」と口ぐせのように言っていた。「殺しつくせ、奪いつくせ、焼きつくせ」という「三光作戦」が公然と叫ばれていた時代に兵隊として駆り出されていたのだ。ただ具体的にどんな悪事をしたのかは一切語ることはなかった。

兵隊に行かされて人殺しを強要され、自分も死ねと命じられた男性高齢者は、ほぼみんなＰＴＳＤであろう。そのＰＴＳＤにならないために、もっと苛烈なリンチという日常的暴力によるＰＴＳＤに代替したのが日本の軍隊である。

戦地に行かなかった女性たちはどうか。空襲で黒コゲになった死体を見た、片づけさせられたなんて体験をした人もＰＴＳＤを抱えている。

あるお婆さんは、巡回中の私に「隣町が燃えとるからようすを見に行ってくれ」と真剣に訴えにきた。娘さんに尋ねてみると、隣の市が空襲され姉の一家が亡くなったのだという。

沖縄の開業医の先生が学会で「認知症老人の症状はＰＴＳＤではないか」という発表をされたという。言うまでもなく、あの沖縄の地上戦によるものである。

不安、怯え、恐怖、罪悪感、屈辱、飢え、貧困、絶望……これらを大多数の人が経験してきたのが私たちが関わっている高齢者なのだ。

そう思うと、思いが足らなかったと思うことがある。認知症の3分類のうち、回帰型に伴う見当識変化についての見方である。

私たちは、その人が最も自分らしかった時代に回帰すると言ってきた。大変で苦労したけれど、回りから頼られやりがいがあった時代に帰るのだと。

だが彼や彼女らが「仕事に行かなきゃ！」「子ども泣いとる！」と主張して出て行こうとするあの

必死の表情を思い出すと、これらもＰＴＳＤではなかったかと思わざるをえないのだ。少なくとも何割かは。

もちろん認知症による見当識障害も重なっているのだろう。しかし、もしそれがＰＴＳＤだとするならば、私たちの関わり方は変わらねばならないことになる。

ＰＴＳＤは、生きるか死ぬかという恐怖や残酷なシーンを目撃したといった体験によって起こる。そんな体験がないまま一生を終えられるといいが、最近でも阪神淡路大震災、東日本大震災、それに伴う原発事故などが続いている。

もしそんな体験をしたとき、どうすればＰＴＳＤにならないだろうか。「恐かった」と自分の思いを口に出して泣けばいいのだと言われている。自分の感情をストレートに表出すれば、その体験は少しずつ過去のものになっていくという。

その反対に、「人前で泣くもんじゃない」とか「弱味を見せちゃいかん」なんて考えの人は、自分の感情、気持ちを押し殺して生きていくことになり、その結果、ＰＴＳＤが生じるのだという。

なにしろ今の高齢者の若い頃は「男は泣くもんじゃない」と自分を抑圧させられ、息子が戦死しても涙を見せることすらできない時代だったのだ。ＰＴＳＤになるのも不思議ではない。

高齢となった今からでもいい。泣いたり笑ったり、自分の感情を素直に出すことができるなら、それも回りの仲間と共にそれができるなら、ＰＴＳＤが無くなることはなくても、その症状が多少和らいだりするのではないだろうか。

新しい人生体験を

「介護紙芝居」の出版が相次いでいる。もちろん日常的に上演がなされている介護現場が珍しくなくなってきた。

この「介護紙芝居」という新しい分野の成立には私も関わっている。月に1回、私を中心とした読書会を続けていたことがある。読書会といっても、夜の7時に集まって1時間ほど本を輪読して飲み会に突入するという会である。しかも12月は忘年会なので最初から飲み会だ。

そのある年の忘年会の余興で、当時老健施設のスタッフだった遠山昭雄さんが「紙芝居」を演じてみせた。『おおきく おおきく おおきく なあれ』（まついのりこ脚本・絵、童心社）という参加型の紙芝居である。

これが参加者にウケた。特に介護現場からやってきたいろんな職種の女性たちが喜々として紙芝居に参加した。

「これは高齢者にもウケるに違いない」と考えた私は、毎回参加していた出版社の社長に、紙芝居の高齢者版を作らないかと提案し、さっそく遠山昭雄さんを監修者として高齢者向け紙芝居の企画が立ち上がるのである。

「紙芝居」と聞いて、自転車の後ろに舞台を積んで、子どもを集めて1つ5円で水あめなんかを売って「黄金バット」などの続き物を見せる、という「街頭紙芝居」を想い出すのは私たちの世代までだろう。テレビが普及するとともに「街頭紙芝居」はあっという間に消えてしまう。生き続けたのは保育の世界である。「教育紙芝居」と呼ばれた。子ども相手だから下ネタや色気のあるものは登場しない。むしろタブーである。

しかし、高齢者相手の紙芝居で下ネタと色気がなくてどうする。むしろそれが主役ではないか。かくして遠山さんたちは、紙芝居の団体からときにはひんしゅくを買いながらも、高齢者のニーズに応えて新しい分野を切り拓いてきたのだ。

現場からは次々と紙芝居を上演したという報告や感想が届くようになった。幼稚園で紙芝居を見て以来という若い人の中にもファンがいたり、語りの上手な人が事業所に一人くらいはいるもので、上演に欠かせない木製の「舞台」の注文も遠山さんに相次いだ。ちなみに遠山さんはセミプロ級の大工でもある。

紙芝居は高齢者、それも認知症老人の回想、つまり過去の想起とその共有による共感を作り出した。回想による高齢者の心理的安定についてはよく知られている。なにしろ「回想療法」まであるくらいである。もっとも私たちは「回想療法」より「回想」を、と訴えている。紙芝居によって自然に生起する回想こそ大切なのだと。

若い職員が紙芝居を演じることをとおして、老人から昔話や昔の習慣、歌を教えてもらう場にもなった。なによりの職員教育なのだ。紙芝居は若いスタッフが老いの文化を学ぶ場にもなっている。

ナンセンス紙芝居に大笑いし、懐かしい文芸物で昔の想い出を熱中して話し合うと、その夜は認知症老人が落ち着いているようだという報告が届き始めた。データにはならないが現場の実感だという。

みんなが泣く紙芝居もある。戦災孤児が登場する紙芝居に老人たちは涙する。現場のスタッフからは懸念の声もあった。昔の悲しい時代を思い出させて落ち着かなくなるのではないかと。しかし実際に上演してみると、大笑いしたときと同じように、その夜は落ち着いているようだという。

もちろん、私たちが発見し主張してきたように、認知症老人の問題行動の原因の最大のものは便秘や脱水といった身体不調だから、それらへの対応がなされていることは前提である。それらを抜きにして心理的落ち着きを云々することは、ほとんど意味がないということはちゃんと述べておきたい。

そうした、介護の基本がちゃんとなされていることを基礎にしての「紙芝居」でなくてはならない。そうであるなら「紙芝居」は大きな効果をあげる。

ある施設からの報告である。

「ちょっと意地の悪いお婆さんなんです。皮肉が強くて、それで嫁とうまくいかなくて入所してきたんだけど、同室の認知症の老人にもいつもは冷たいんです。でも紙芝居でみんなで泣いた日の夜は、その老人にやさしく声をかけてるんですよね。びっくりしました」

いったい何が起こっているのだろうか。

紙芝居のなかの人物に同情して泣き、その場にいる他の人たちとその感情を共有することをとおして、過去の自分自身の感情を解放しているのではないだろうか。

もちろん紙芝居でなくても、映画でもテレビドラマでもいい。しかし、映画やテレビドラマは高齢者のテンポに合わせてはくれない。その点、紙芝居はいい。人の手で紙を引き、人の声を耳に届ける。自然に歌が起これぱいっしょに歌い、昔話になれば紙芝居は中断してそれに熱中する。ハイテクの時代に、紙芝居というローテクこそが高齢者の心に届くのだ。

忘年会の余興から始まった「高齢者向け紙芝居」は、思わぬ広がりを見せ、ＰＴＳＤとしての問題行動に対するアプローチの方法として認められ始めた。

便秘や脱水といった生活の中に原因がある問題行動には、その生活を生理学的なものにする「生活づくりのケア」で解決してきた。盗られ妄想や嫉妬妄想といったものについてはその原因が人間関係の中にあるという仮説を立て、「関係づくりのケア」によって解消してきた。

そして、それが人生の中にあると考えられるものに対しては、心理療法や対人関係技術に頼るのではなくて、新しい人生体験をすることで、解決や解消は無理でも、なんとか症状が出なくなり、軽くなるという方法論を手に入れつつあると思う。

紙芝居はその新しい人生体験の一つの方法だろう。これからの現場の試みにおおいに期待をしたい。

第2章 見当識障害の中身を見よう

「脳の病気説」について

認知症は脳の病気である、というキャンペーンが行われている。40代から起こるアルツハイマー病やピック病はたしかに脳の病気だろう。だが、高齢者の認知症症状の原因を脳に求めるのは無理ではないか、というのが私たち介護職の実感である。

だが、NHKのテレビ番組をはじめとして、「脳の病気説」はますます勢いづいているし、介護職向けの研修でもまずは医者による脳の病変が講義される。

特に、アルツハイマー型認知症については、その病変が明らかになるにつれ、若年性のアルツハイマー病と同じであるとして、高齢者についても「アルツハイマー型」ではなくて、「アルツハイマー病」と呼ばれるようになった。

そのアルツハイマー病の病態解明を25年にわたって研究してきた学者の本を読んでみることにし

た。それによると、それまでは老人斑や神経原線維変化などがアルツハイマー病の病変とされてきたが、それらの原因や引き金でもある「β（ベータ）アミロイド」の沈着こそがアルツハイマー病の原因であるらしいこと、少なくとも因果関係があることが明らかになったと書かれている。

説得力のあるデータも載っている。

βアミロイドの沈着と認知症の発症が見事に連動しているのだ。しかも若年認知症の脳にもβアミロイドの沈着が見られるとなると、認知症、少なくともアルツハイマー病とアルツハイマー型認知症の原因と推察される、という論理にもうなづいてしまいそうだ。

しかし、表をよく見ると、私たちが関わっている80代の人では70％の人にβアミロイドが沈着しているのだ。90代では80％に及ぶ。となると、βアミロイドの沈着は病変というより、老化なのではないか。そうでないというのなら、老化が病気だと言い張るよりほかにないだろう。

βアミロイドは20年もかけてゆっくり沈着するらしい。それも老化と同じだ。βアミロイドと認知症は因果関係ではなくて、並存関係だろう。原因は両方とも老化ではないだろうか。若年認知症の場合は、何らかの原因で脳の早期老化が起こっていると考えれば納得がいく。

歳をとると、顔のシワが増える。一定の数以上シワがある人の割合と認知症の発生率は見事に連動するはずだが、顔のシワが認知症の原因ではない。さらに推察するなら、シワを美容整形術で伸ばしたとしても老化が進まないわけではない。それと同じようにβアミロイドの沈着を防止できたとしても老化は防げないので、認知症の予防にもならないだろうと、私は考えている。

学者たちの研究にもかかわらず、そうした試みは〝錬金術〟でしかないだろう。老化という自然への抵抗は無駄なことだ。もっとも科学の歴史の教えるところでは、錬金術は金はつくれなかったが、近代科学の発達には大きく貢献したわけだが。

私たち介護職がいくら官製の研修会で啓蒙されようとも「脳の病気説」に興味を示さないのは現場のリアルな体験があるからだ。

76歳で特養ホームに入所して、98歳で大往生したOさんの22年間につき合ってみると、認知症が脳の病気というほど単純なものではないことが身にしみてわかる。認知症になった結果だけを見ている医療者とは違うのだ。

私たちは、入院してわずか3日後には目がトロンとしていたSさんや、同じく入院して次の日には錯乱状態となり入院時に付き添った私さえもわからなくなったTさんを知っている。Sさんはトイレに行けないからとオムツをあてられ、Tさんはゴソゴソするからと手足を縛られた。わずか3日で、わずか1日で、βアミロイドが沈着する訳がないではないか。

こうしたケースに〝病気説〟は次のように反論する。「それまでβアミロイドが沈着していたから、オムツや抑制をきっかけにして認知症になったのだ」と。しかし、βアミロイドが沈着していても認知症にならないで一生を送る人もいるのだ。SさんもTさんもそうだったかもしれない。そうであれば、原因はβアミロイドではなくて、「オムツ」と「抑制」と言うべきではないのか。

認知症が治ったケースも私たちはたくさん経験している。それに対しても「認知症は治らないのだから、そのケースはそもそも認知症ではなかったのだ」とくる。これって、後出しジャンケンではないのか。

私のこうした主張に対して、医学関係者のなかには「医学の全否定ではないか」と言う人がいる。また、「関係論の大切さはわかるが、関係論100％というのはまちがいだ」ともよく言われる。もちろん、私は医学をすべて否定してはいないし、関係論だけですべてが説明できるとは微塵《みじん》も考えていない。

でも、医学関係者からはそう見えるらしい。なぜだろうか。たしかに私はβアミロイドには無知だが、そもそも興味がないのである。これもまた学者には腹立たしいことだろう。なにしろ、そのアルツハイマー病を25年にわたって研究してきた学者は医学だけでなく介護にもちゃんと言及しているのだ。三好も少しは医学を認めたらどうだと思っているに違いない。

医療に興味を示さない3つの理由

なぜ、認知症の老人に関わる私たち介護職が医療に興味を示さないのか、その理由を3点にまとめて考えてみたいと思う。

第1点。これまで医療のやってきたことに散々な目に遭わされたからである。出された薬の効き過ぎや副作用でどれだけの老人がダメにされただろうか。徘徊や奇声、不眠に対して処方された睡眠剤や精神安定剤のせいで目がトロンとなり、〝問題行動すらできなくなった〟老人は数知れない。

「『認知症』に新薬」と新聞が報道するたびに、その製薬会社の株は上がり、老人病院などは大量に服用させたが、たとえば、かつての「ホパテ」なんて薬は副作用で多くの老人を死に至らせている。

「昔の薬と違って、現在のものは効果がある」と言って処方しているが、それも怪しいものだ。医者がいないところで家族や介護者に「効果があると思うか？」と尋ねてみるといい。「効果なし」ならまだいいほうで、かえって落ち着かなくなったというケースも多いはずだ。「問題行動があって困っている」と医者に相談すれば、医者はほかに手段をもっていないから薬を出す。それを知った私たちは、医者には言わないで、自分たちでいろいろ工夫してみるほうがはるかにマシだと思うに至ったのである。

第2点。「介護の方針を決めるのに医療の知識や情報は不可欠だし、役に立つはずだ」と意見する人もいる。三好のような〝反医学〟ではよい介護はできない、というのだ。たとえば、脳の画像診断という情報によって、いろんなことが予想できるという。脳の萎縮があれば、認知症症状が出る可能性が高い、というふうに。ところが、萎縮があっても症状のまったくない人がいることはよく知られているし、萎縮がなくても問題行動だらけという人もいる。

脳のどの部分が萎縮していたら、どんな症状が出るかという予測もできるという。しかし、それも予測でしかない。当たるケースもあれば、そうでないケースもある。脳の画像診断とはそれくらいのものだ。

しかし、2日もいっしょに暮らせば、認知症があるかどうかも、どんな問題行動があるかもわかるではないか。予想ではなくて、確定するのだ。しかも、どう関わればいいかということまでわかるのである。わざわざ画像診断をする必要があるだろうか。

第3点。これは、人間とは何か、人間と脳とはどんな関係にあるのかを問うことにつながっている。

病気の原因を身体の特定の臓器の病変に求めるのを「個体還元論」という。中世では病気の原因は悪霊だなんて思われていたから、「個体還元論」の効果は抜群で、多くの病気が治癒できるようになった。

そうなると、精神の病気の原因は脳にあると考えればいいことになり、精神分裂病（現在の統合失調症）の原因を患者の脳細胞に探すという研究が始まることになる。ところが、ご存じのように、精神分裂病には脳の病変はどこにもない。これもご存じのように、現代の日本に大流行のうつ病にも何の病変も見つからない。精神分裂病もうつ病も、脳の病気ではなくて脳によってつくられる精神現象の問題である。脳は目に見える具体的な物質だが、精神現象は目には見えない。

医療関係者は、人間の意識、精神は脳がつくると考えている。確かに脳がなければ、意識も精神もないだろう。だが、意識の内容、精神の中身は脳が決めるのではない。頭がいいとか悪いとか、抽象的な思考をするタイプかどうかは脳が決めるのかもしれないが、何を考えているかとか、何を幸せと思うかまで決めるわけではない。

認知症老人の精神世界

アインシュタインの意識は、彼の脳が生み出しているだろうが、脳を調べたからといって相対性理論が出てくるわけではない。ちなみに、本書（初版２００３年）を批判している学者さんは、テレビ局の依頼でアインシュタインの保存してあった脳の分析をしたそうだが、ちゃんと年相応の老化があったというからなおさらである。

ドストエフスキーの意識を彼の脳がつくったのは間違いないだろうが、彼の作品である『罪と罰』は彼の精神現象がつくり出したものであって、脳を調べても出てはこない。

精神の現象そのものによってつくられる世界を、たとえば、ヘーゲルは『精神現象学』という本で明らかにし、フロイトは意識に「無意識」を対峙させて、その世界を解明しようとした。

吉本隆明は「精神」とも「意識」とも言わないで、「心的世界」と表現し、『心的現象論序説』という本を書いた。

吉本は、生命体が自然から離れてしまったことによって生じたものを心的領域の始まりとし、それを「原生疎外」という独特のことばで表現している。その疎外された心的世界は、心的世界そのものの働きによってその世界をつくっていく。これを吉本は「純粋疎外」と名づけている。

彼の表現に倣《なら》えば「原生疎外」は脳によってつくられているが、「純粋疎外」は疎外された世界そのものが自己展開していると言っていい。

認知症老人の意識と精神は彼らの脳がつくっている。しかし、その意識世界や精神世界は、脳には還元できない。心的世界そのものの内部がつくっている世界だからだ。

認知症老人の問題行動を引き起こす精神世界はこの内的世界で起こっていることだ。脳ではとても説明できない。したがって、どうケアすればいいのかは、脳ではなくて、老人の、吉本流に言うなら「心的現象」を解かなくてはならない。

見当識障害、つまり、ここがどこか、今がいつか、自分は何歳で、なぜここにいるのかがわからなくなっていることを、医療では現実との差によって、軽度、中度、重度というふうに数量化して見ようとする。

しかし、私たちはその見当識障害の中身を見る。いったい、いつの時代のどこに回帰しているのかと。すると、大半の老人は、大変だったけれど回りから頼りにされ、自分が自分だと感じられた時代に戻り、その頃いた場所に帰っていることがわかってくる。すると、これは現在だれにも頼りにされておらず、自分が自分だと感じられなくなった老人が、自己回復を図っているのではないかと考えることができる。

医療では、人物誤認もまた問題として、軽度、中度、重度で、数量化する。でも私たちは、老人が回りの人をだれだと思っているのかというその現象にこそ興味がある。すると、回りの老人や介護職は、かつて自分が最も自分らしかった時代に回りにいた人であることがわかってくる。すると、これは、過去の人間関係のなかで自己確認をしようとしているとともに、過去の人間関係になぞらえて、新しい人間関係を受け入れようとしているのではないか、とさえ思えてくる。

なにしろ、デイセンターへの通所開始や施設入所というまったく新しい人間関係を、80歳や90歳になって受け入れなければならないのだ。人物誤認はもう認知症老人の智恵というべきではないか。

私たちが見当識障害に対して、リアルオリエンテーション、つまり、ここがどこか、今がいつかを教育しようとしないのも、相手の人物誤認をむしろ引き受けて、その役割を演じることがあるのもそうした心的現象から導き出したものだ。

それは老人を現実から遠ざけるものではないか、という批判は当たらない。なぜなら、私たちは一方で、過去の自分に回帰しなくても自己を自己として確認できるようになるアプローチもまた知っているからだ。

見当識障害や人物誤認を受け入れたほうがよいということはよく知られるようになってきた。でも、「認知症の老人は脳の病気でどうせ言ったってわからないのだから、そのまま受け入れなさい」というふうに考えているのだとしたら、それはむしろ医療者や介護者の側こそ〝認知症〟なのである。脳だけ見て、宝の山である老人の現象を認知しようとしていないのだから。

第Ⅱ部

認知症とはなにか

——介護からの見方

第1章　医療的認知症論批判

ヒステリーについての笑い話

近代医療は、病気によるそれぞれの症状が、身体のどの器官のどんな病変によるか、ということを次々に明らかにしてきた。近代医療が登場するまでは、病気は悪霊が取り憑《つ》いているせいであり、ペストなどの流行の病いは神の下した罰である、などと考えられていたのだ。それが、霊や神といった目に見えないものが原因ではなく、具体的な臓器の、具体的な目に見える病変が原因であることが実証されてきたのだ。

もちろん、その原因が確定できない病気も多かった。しかし、顕微鏡が改良される度に新たなウイルスが発見されていくと、まだ原因のわからない病気も、未だ発見されていないウイルスが原因なのだろう、と思われるようになった。

ヒステリーについてもその原因が考察された。しかし、死後の解剖によってもどこにも病変がないとなると、それは「詐病《さびょう》」であるとされ、さらには、古くはヒポクラテスの時代にまでさかのぼって、「子宮が身体中を駆けめぐる病気だ」という説まで現われるに至る。なぜなら、一九世紀のヨーロッパでは、ヒステリーは女性が発症するものだったからだ。ならば、女性にしかない臓器に原因があるはずだ、というわけである。ヒステリーとはギリシア語で〝子宮〟に由来している。

ヒステリーが、当時のヨーロッパの女性たちがキリスト教的規範の下で、性的興味や欲求をはじめとする人間らしさを抑制されてきたことによる心因性のものだということは、フロイトが明らかにしたとおりである。だから、現在、ヒステリーが子宮の病気であるというのは笑い話でしかない。昔の人々の無知を、私たちは笑いの対象にしているのだ。

しかし、その無知は過去のものではない。私たちもまた、未来の人々から笑われることになるのだ。認知症を脳の病気であるとする考え方のことである。

近代的思考は「あいまいさへのトレランス（許容力）」が低い。つまり、あいまいであることに耐えられず、因果関係によって説明できるものにしてしまいたいのだ。人生も人間も社会も、何でそうなったのか説明のつかないことばかりで、近代以前の人たちは、それを「運命」だとか「神の意志」ということばで受け入れてきた。しかし近代では、それは非科学的なこととされてしまう。

近代医療が次々と病気の原因を明らかにしてきたように、また顕微鏡が目に見えなかった原因を特定してきたように、どんな事柄にも原因があり、その原因を突きとめれば対処法が見つかるはずだ、と考えられるようになってきた。

たしかに、「運命」や「神の意志」だといってあきらめていたのでは、虫垂炎（いわゆる盲腸）でも死ななければならないという、近代人のわれわれから見れば理不尽な状態は改善されることもなかっただろうから、「運命」や「神の意志」は科学の発展にとっては邪魔だったに違いない。

しかし、だからといって、すべてのものに因果関係が当てはまると考えてしまうのは、近代人の単純さだと言っていい。あるいは、宗教を非科学的だといって斥《しりぞ》けた近代人が、その代わりに、因果論を宗教的に信じこんでいる姿だと言ってもよかろう。

なにしろ、近代科学は、生命の発生という根本的な事柄すら説明できないのだ。どんな立派な科学者でも、いや、立派な科学者ほど「偶然」としか言えないのだ。

「わからない」にとどまる態度

だからといって私は、「生命は神がつくった」などと言いたいのではない。近代科学に対して宗教を対置したいのではない。私たちに必要な態度は、「因果論では説明できない」ことがあるということに、立ちどまる態度ではないだろうか。

つまり、認知症の原因はとてもわからない、という立場にとどまることである。しかし、これがことのほか難しい。わからないことはわかることより劣る、と思われているからだ。だから、私たちはわかりたがる。わかっていると思いたがり、理論的説明を求めてしまう。いささか単純な理論であったとしても。

いま「わかっている」とされていることが、果たしてどのようなものかを検証していけば、その実証性のないことに驚く。だが、もっと驚くのは、そんな論理を世の中全体がいとも簡単に受け入れ、権威づけし、他の説を排斥するに至ることである。まことに世の中の「あいまいさへのトレランス」は低下しきっているのだ。

人々は、認知症は脳の病気であるということにしてしまいたいらしい。その根拠として挙げられるのは、認知症老人の脳に萎縮と変性が見られるからだというのだが、多くの変性は死後の解剖によってしかわからない。したがって、その変性が認知症の原因なのか、逆に長年の認知症の結果なのかはわからない。

萎縮と一部の変性は生きているうちにもわかる。しかし、萎縮、変性があっても認知症のない人はいくらでもいるし、逆に萎縮、変性がなくても認知症の症状を見せる

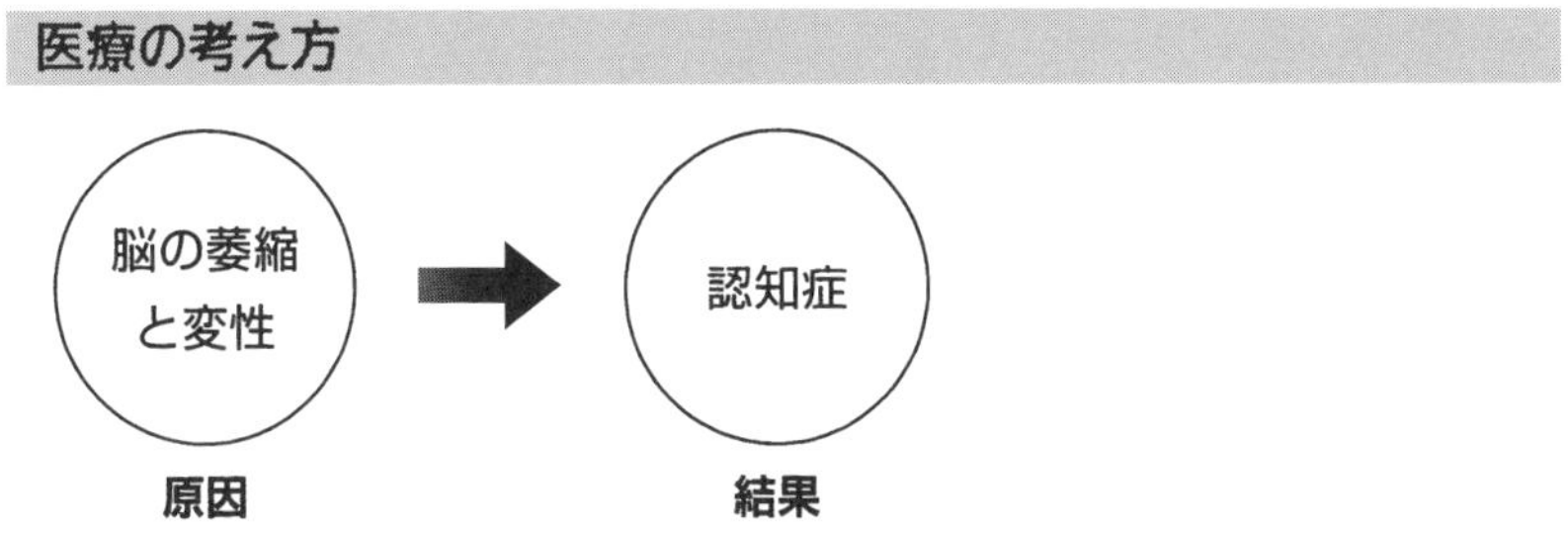

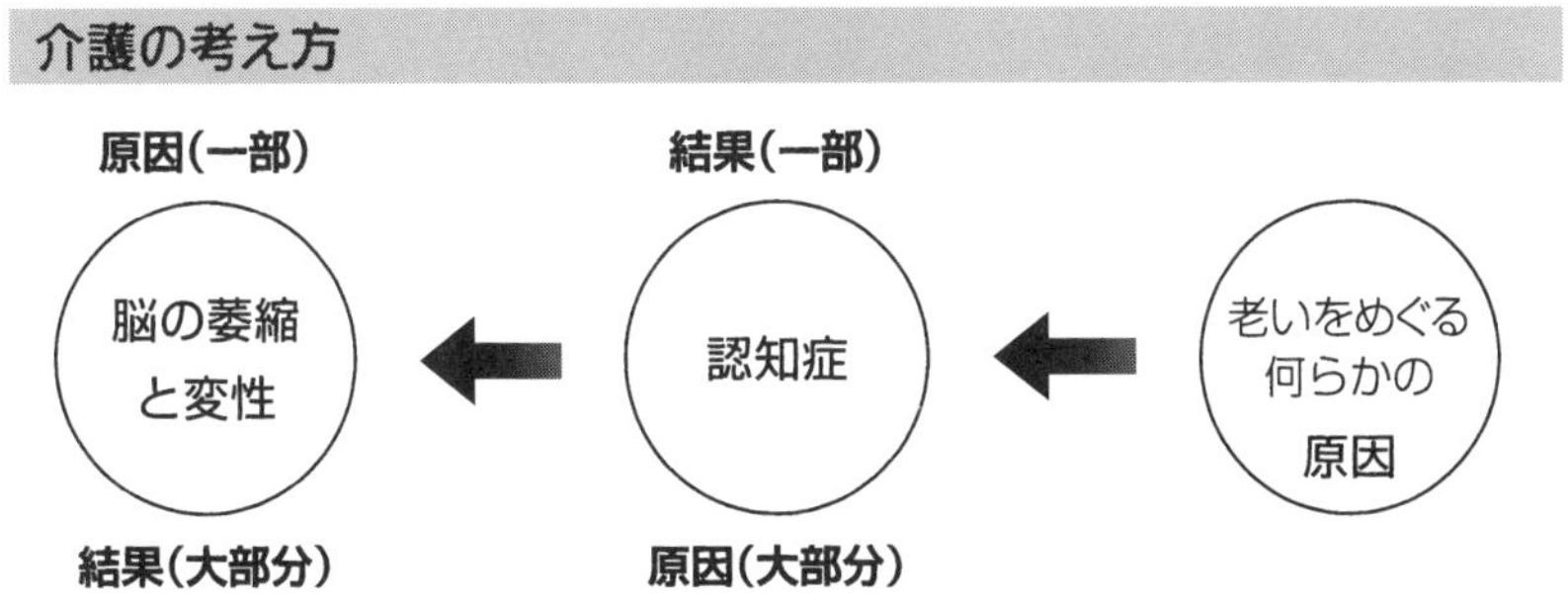

人も多いから、これも根拠にはならない。

寝たきりの原因は「筋の萎縮」か

寝たきり老人の原因は足の筋肉細胞の萎縮である、と言えば、関係者はみんな笑うだろう。筋ジストロフィーや筋萎縮性側索硬化症（ＡＬＳ）の進行によって寝たきりになった場合には、筋肉細胞の萎縮が寝たきりの原因だが、それは寝たきりの人のうちの１％にも満たないだろう。

しかし、寝たきり老人の足の筋肉を調べてみれば、みんな萎縮しているはずだ。大腿《だいたい》は〝細腿《ほそもも》〟になり、お尻の筋肉も落ちてぺっちゃんこである。しかしこれは、長い間寝たきりの生活を続けた結果であることを、みんな知っている。

認知症の場合も同じではないか。何らかの理由で認知症という生活が続いた結果、脳の萎縮や変性が起こったと考えるべきなのだ。このとき、寝たきりの場合の、筋ジストロフィーや筋萎縮性側索硬化症に当たるのは、アルツハイマー病とピック病だろう。しかしこの２つは、全認知症老人の数％に過ぎない。その他の認知症は、器質的なものに原因を求めるべきではないのだ。

では、どこに認知症の原因を見出せばいいのか。本屋の棚を見ると「こんな人は認知症になる」とか、「認知症になりやすい人、認知症になりにくい人」なんてタイトルや売り文句の本がかなり並んでいる。認知症になるのはその人の性格のせいだ、というのである。認知症を恐がっている人は買って読むかもしれないが、私たちから見ればこれもどうかと思う。

なかには、あの性格だったから認知症になったのではないかと納得させられるケースは、個別には確かにある。しかし、同じような性格でも認知症にならない人はいくらでもいるし、だれもが認める申し分のない性格の人が認知症になってしまった、なんて話もたくさんある。あたかも、認知症になった人のもともとの性格に問題があったかのように言われるのは、本人はもとより家族もかなわないだろう。脳という、個体の一部の器官に還元するのと同じように、病前性格に還元してしまうのも誤りである。

「家族が認知症にさせている」という人もいる。そうした発言をした医師と、呆け老人を支える家族の会の人たちとの論争があった。家族の会は「認知症は病気であって家族に責任はない」と反論したのだ。

私は、自分たちのせいではないか、と罪悪感すら感じていた家族が、無用の責任を感じる必要はないのだと自分たちを納得させるために「病気論」に傾くのは、わからないわけではない。しかし、認知症は脳に還元できるほど単純ではない。

家族の会は、家族が認知症にさせている例があることを認めてしまえばいいのだ。ただし、医師と看護師が認知症にさせているほうが、10倍も20倍も多いはずだ。だから、「家族が認知症にさせている」というなら、その10倍、20倍も、医師と看護師の関わり方を批判しなければならないはずである。しかも片やシロウト、片や専門職ではないか。家族が認知症にさせているからといって、非難されるいわれはない。

かつて「気違い」ということばがあった。いまでも話しことばでは使われるものの、差別用語だとして「精神障害者」と表現されるようになった。私は「精神障害者」のほうにこそ問題があると思う。なぜなら、「気違い」が〝気〟という目に見えないもの、雰囲気や環境、関係に〝違い〟があるととらえているのに対して、「精神障害者」はその人という個体に問題を限定しているのだから。

昔の人たちは原因を個体に還元したりせず、〝気〟を変えることによって治癒するという方法論を持っていた。〝気違い〟が出ると、共同体の成員みんながその人を中心に輪になって、歌ったり踊ったり呪文を唱えたりという儀式を行うのだ。そして本人がトランス状態に入って、意識が回復したら治っている、という方法である。

おそらく、共同体の一人ひとりが〝気違い〟の発生に少しずつ責任を感じていたのではないか。「あそこの嫁があんなになったのは、この村特有の習慣に慣れなかったからではないか」とか、「困っているのを知っていても何もしなかったもんなあ」といったふうにだ。儀式は、そんな彼らが、治ってほしいという思いを視線として投げかけ、〝気〟を変えるのだろう。

いまは、目に見えない〝気〟は非科学的だとして、病人を共同体から病院に隔離して治療しようというのだが、これは近代を経てもわれわれ人間が賢くなったわけではない、ということの一つの証拠ではあるまいか。

明らかに器質性のものと思われる数％を除き、認知症に対して私たちは、少しずつでいいから責任を感じるべきではないのか。とくに、大量の認知症をシステム的につくり出している病院の専門家たちに言いたい。それに比べれば、「自分のせいではないか」と考えている介護家族は倫理的ではないか。私は、認知症にさせた責任を家族が感じる必要はない、しかし、認知症老人を落ちつかせる力は家族がいちばん持っている、と思う。

認知症の原因をあえて求めるなら

もし認知症の原因をあえて求めるなら、私はヒトが人間になってしまったことに求めざるをえないと思う。動物も年をとれば、老化にともなう問題点が出てくる。うちで11年飼っている、推定13歳のオス猫は、水道から出る水を蛇口から直接でないと飲まないのだが、年をとって洗面台に上がれなくなった。現在、私の一部介助で水を飲んでいる（困っているのは、ゆるめた蛇口をちゃんと閉めないことだ）。

猫や犬にも老化はある。だが、猫や犬は、「俺もこんなに年をとっちゃって、昔はもっと立派だったのに、情けないなあ」などとはまさか思わないだろう。しかし、人間は幸か不幸か、意識というものを手に入れた。だから人間になった。その人間が老いに直面したときに起きること、それが認知症なのである。

かつて、さる高貴な方が認知症になった。しかし、新聞もテレビも〝認知症〟とはとても書けない。ある日、新聞を開くとこういう文章があった。「老化にともなう人間的変化のため、ご公務を欠席なさった」と。これは、新聞記者が苦し紛れに考えついた表現なのだろう。しかし、私は膝を打って感心してしまった。認知症をひとことで定義しろと言われれば、「老化にともなう人間的変化」がもっとも近いではないか。

認知症の原因が「ヒトが人間になったこと」だと言われても、なにも言っていないに等しいではないか、と言われそうだ。そのとおりである。人間ほどわけのわからないものはない。その広さ、深さ、そして個別性を前にして、私たちは、単一の原因を求めることの無意味さを知るべきなのだ。

そもそも、認知症の原因が「脳」にあるというのは、思考停止でしかない。脳という物質が一方的に人間の意識や生活を支配していると考えるのは、今どきはやらないマルクス主義が、「下部構造が上部構造を決定する」という呪文を唱えて思考停止してしまったのと同じではないか。

たしかに、意識は脳から生まれている。しかし、生まれた意識は脳に一対一的に対応するのではなく、それ自体が独自の世界を形成する。吉本隆明は『心的現象論序説』のなかで、「原生疎外」と「純粋疎外」という表現でその構造を明らかにしている。これは、精神を精神そのものとして取り扱おうとするヘーゲル主義でもなく、精神を物質に従属させようとするマルクス主義でもない、人間というもののとらえ方を示したものだ。

脳の病変を示したところで、なぜこのように認知症になるのかということは明らかにはならない。ましてや、どう関わればいいのかもわからない。いま私たちに求められているのは、脳の器質的変化があろうがなかろうが、老人の精神世界がどう変容しているのかという、その独自の領域のあり方を明らかにすることなのだ。

文学作品を評価するときに、それを生み出した作家が革命的か反動的かによって判定するなんていう乱暴な文学論が全くナンセンスであり、文学の中身をこそ論じなければならないように、医療の側の認知症論における最大の問題点は、私たちをその中身の検討へと踏み出させないことにある。

医療の認知症分類の無意味さ

そうなると、脳に還元することを前提とした医療の側の認知症の分類には、意味がないことになる。医療の側の分類とは「脳血管性認知症」と「アルツハイマー型認知症」という2分類、または2つの「混合型」、さらに「ピック病」や「レビー小体型」といった分類のことだ。

まず、「脳血管性認知症」という概念が成り立つかどうかさえ、私は疑問に思っている。脳血管障害によって脳の部位が障害されると、失語や失行、失認といった症状が出るが、それらが認知症だと思われているケースがかなりある。これらは脳症状であって、認知症ではない。さらに、そうした症状への無知から、回りが認知症として扱ったために、関係障害をきたして、ほんとうの意味での認知症に追いやっているケースも多いはずだ。

さらに、脳血管障害の人に認知症が多いとしたら、いま挙げた理由に加えて、老化と障害を持った身体で生きていくことの困難さに直面して認知症に至った、と考えることができる。当然、それは脳血管障害そのもののせいで認知症になったのではない、ということになる。

その証拠に、同じ脳血管障害をきたしても、若い人の場合には認知症になることはない。これも認知症が老いをめぐる人間的ドラマだということを示しているではないか。

「アルツハイマー型」というのは、もっとあいまいである。認知症をきたした老人のうち、脳血管障害がないものはみんなこう呼んでいる、という感じである。「アルツハイマー病」に症状が似ているのでこの名前をつけたのだが、いまや、認知症まで「アルツハイマー病」と呼びはじめた。しかし「アルツハイマー型」とか「脳血管性」とか呼ばれている老人の認知症は、「アルツハイマー病」あるいは「ピック病」「レビー小体型」とは明らかに違っている。

器質的認知症の特殊性

「アルツハイマー型」というあいまいな分類の概念とは違って、「アルツハイマー病」と「ピック病」「レビー小体型」は、脳の萎縮や病変に起因する病気であると考えられる。

老化をめぐる人間的変化としての認知症と、「アルツハイマー病」「ピック病」「レビー小体型」という器質的認知症との違いは、次の点である。

(1)認知症に比べて発症年齢が若い。しかし若くない場合もあるのでこれは決定的な違いではないが、40代、50代や60代前半の発症ならアルツハイマー病であることが多い。

(2)認知症に比べて病識のあることが多い。たとえば「自分がおかしい」と感じていることが多い。医者の多くは「アルツハイマー病には病識がない」と言うが、それは、発症して時間が経ってから診察しているからだと思われる。患者が残していた日記などを読むと、家族や職場の人が気づくよりずっと前に、本人が自分の変化に気づき、慌て、悩み、不安がっているのがわかることがよくある。

⑶認知症に比べて、関わり方による変化が少なく、その進行に不可避性のようなものを感じてしまう。認知症は、環境を工夫したり、関わり方を工夫したりすれば、問題行動が解消したり落ちついた生活になったりすることも多い。しかし、アルツハイマー病、ピック病、レビー小体型の場合には、変化はあるものの、認知症に比べればかなり少なく、進行していく症状に無力さを感じることが多い。

しかし、どんな療法や薬よりも、介護のほうが効果が大きいことは間違いない。第Ⅲ部で述べる「認知症ケアの7原則」は、効果が小さいからこそ、アルツハイマー病、ピック病の人にこそちゃんと実践されねばならないのだ。

したがって、前頭葉の萎縮がはっきり認められるピック病を除くと、認知症が脳の萎縮や変性という器質的な原因によると診断するためには、ちゃんとした介護というアプローチをしてみてからしかわからないはずなのである。ちゃんとした介護もしないでおいて、問題行動がどんな条件で出ているのかも見ないで、「アルツハイマー病」という診断をするのはおかしなことである。

第2章　バリデーションの限界と問題点

バリデーションとはなにか

まず「バリデーション」とは何かについて、簡単に説明しておこう。アメリカのソーシャルワーカー、ナオミ・フェイルの著書『The Validation Breakthrough』によって提案された、認知症老人へのアプローチ手法で、日本では「痴呆症の人との超コミュニケーション法」という副題のついた『バリデーション』（筒井書房）という訳本として紹介された。出版直後に著者の訪日講演が開かれたこともあり、当時、ちょっとしたブームになった。

「お年寄りの混乱した行動の裏には、必ず理由があります」を初めとする「共感」と「受容」を強調する8つの「基本的な人間としての価値観と信念」を前提とし、「つらい悲しみの気持ちは、信頼できる聞き手によって認められ、バリデーションをされることによって癒されます」とする8つの原則が提起される。

そして、認知症老人の混乱を、次のような段階に分け、必要な「バリデーション」が示される。①認知障害、②日時、季節の混乱、③繰り返し動作、④植物状態、の4つの段階である。

さらに、バリデーションのテクニックとして①のセンタリング（精神の統一、集中）から⑭音楽を使うまで、14種が提案されている。

〈注〉バリデーションテクニック／①センタリング、②事実に基づいた言葉を使う、③リフレージング、④極端な表現を使う、⑤反対のことを想像する、⑥思い出話をする、⑦真心をこめたアイコンタクトを保つ、⑧曖昧な表現を使う、⑨はっきりとした低い、優しい声で話す、⑩ミラーリング、⑪満たされない人間的欲求と行動を結びつける、⑫好ましい感覚を用いる、⑬タッチング、⑭音楽を使う

医療と同じ近代的因果論への疑問

まず、認知症老人の問題行動には、「必ず理由があります」と言い切れるだろうか、というのが私の疑問である。「認知症老人は脳細胞を冒されているのだから、やっていることはわけのわからないことであって、理由なんかないのだ」と考えているかのような近代医療に対抗するために、「いや、理由はあるんだ」と言うのはよくわかるところだ。しかし、「必ず理由があります」と言い切るのは、医療が信じる個体還元論、つまり原因は脳という個体にあるのだとする、単純な因果論と同じではないか。

たしかに、認知症老人の問題行動には原因が見えてくることがある。私の経験では、70％くらいま

では何とかその原因が特定でき、認知症老人が落ちつくことがある。さらにもう10～20％くらいは、原因はわからずじまいだったけれど、原因が何かと考えながら関わっていくうちに、問題が解決することがある。

それは、私たちがいろいろと関わるということ自体が、老人の求めていたものだったのかもしれないし、問題行動がなくなったのは単なる偶然なのかもしれない。私たちにはわかりえない老人の内的世界に、何らかの変化が起こったのかもしれない。素朴な因果論への信仰は、ここですでに崩れてしまう。

さらに残りの10～20％は、どうやってもその理由らしきものはわからぬまま残る。問題は続いていることもあるし、いつの間にか解決していることもある。ここで言う〝解決〟とは問題行動がなくなることではない。回りの介護者が問題行動に慣れてしまったり、さらには老人に情が移ってしまったりすることにより、老人の問題行動がその人の個性や日常生活の一部として受け取れるようになることである。そのとき、〝問題〟はもはや〝問題〟ではない。

果たして、ナオミ・フェイルやバリデーションの信奉者たちには、そんな経験はなかったのだろうか。それとも「必ず理由がある」などと言えるのは、医療への対抗意識による介護職へのアジテーションなのだろうか。

私たちが「理由がある」と言えるのは、認知症老人の問題行動の70％までである。しかもその理由は、ナオミ・フェイルの言う過去のトラウマにではなく、現実の生活のなかにこそある。排泄ケアが生理学的に行われていなかった老人施設では、認知症老人の問題行動のじつに70％近くは便秘が原因であった。実際、朝食後に排便するようトイレに案内するケアによって、問題行動は半減するのである。

「バリデーション」の最大の問題は、こうした現実の生活のなかに問題行動の原因を求めようとせず、したがって、現実の生活づくりという認知症老人のケアの基本に全く触れていないことにこそある。それは、ナオミ・フェイルがソーシャルワーカーであって、ウンコ・シッコに関わる介護職ではないからだ、と言ってしまっては単純な言い方だと思われるかもしれない。しかし、それは認知症老人のケアを語る上では本質的なことなのである。

なにしろ認知症老人たちは、スタッフ全員がバリデーションを習熟して、対人関係技術の達人になることを望んではいない。それよりも、現実の〝後始末〟というべきオムツ交換ではなく、生理学的排泄ケアを取り入れることによって便秘やオムツという不快や屈辱をなくすことで、〝バリデーションそのものが必要なくなること〟を望んでいるのだから。

「過去」は「現在」がつくっている

「バリデーション」を読んでいくと、著者は、認知症老人の混乱の原因は、過去の人生の失敗、たとえば、母子関係がうまくいかなかったことによるトラウマに起因すると考えているらしい。

たしかに、私たちもそんなケースに遭遇することがある。どんなに排泄ケアをはじめとする生活づくりや、相性や仲間づくりをはじめとする関係づくりをしてみても落ちつくことのない老人が、しかし、母性的関わりにのみわずかに表情が緩むのを前にすると、母子関係に原因を求めざるをえないかと思わせるケースはある。しかし、それは推測にすぎない。なにしろ検証などできないのだから。

フロイトは、多くの精神症状の原因を、無意識のなかに抑圧された過去のトラウマに求めようとした。そしてトラウマを、無意識を自ら意識化する精神分析という方法論によって治癒させようとした。

ナオミ・フェイルもまた、認知症老人の問題行動の原因を老人の過去の人生に求めようとした。しかし、認知症老人に精神分析はとても無理だ。そこで彼女はその代わりに、バリデーションという対人関係技術で治癒させようとした。

私たち介護職のように、原因がなによりも現実の生活のなかにあると考えるなら、生活を変えるとか生活をつくり出すといった豊かな方法論に至ることができる。しかし、彼女のように過去に原因を求めるとなると、これはもう原因の側を変えることはできない、ということになる。そこで「結果」の側の問題行動に技術的に対応するということになるのだ。

しかし、果たして過去は変えられないのだろうか。

医療の側の認知症論（脳に原因を求める）

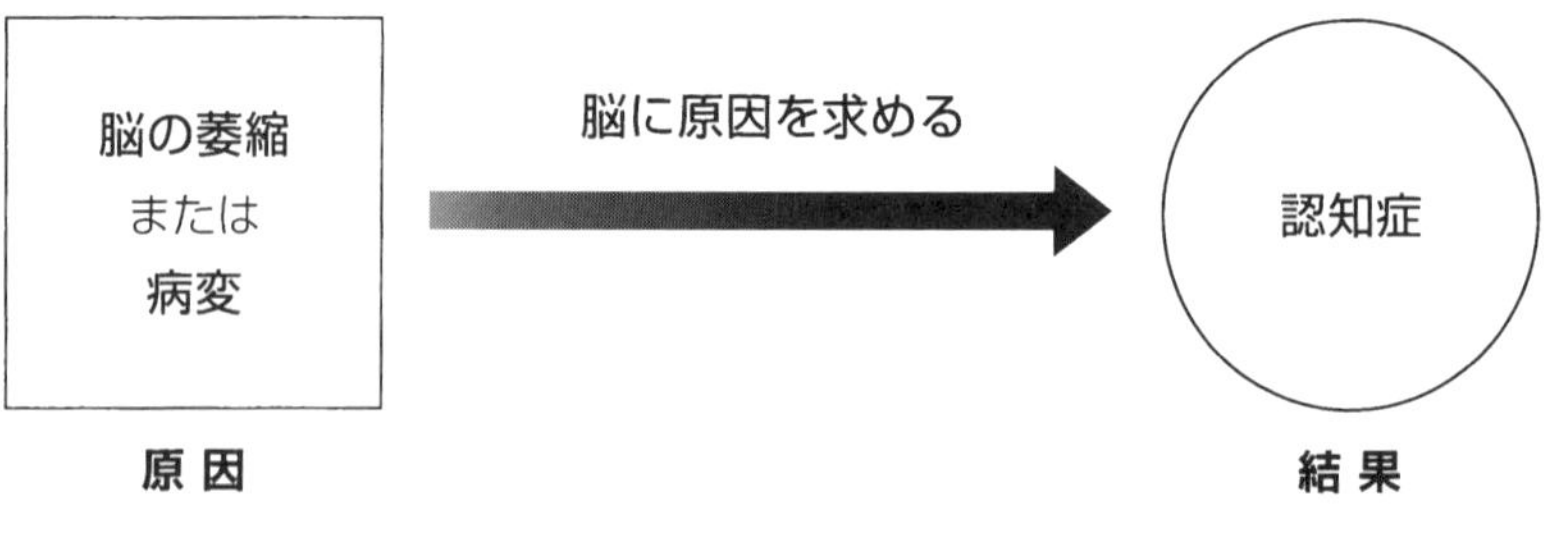

おいおい、それじゃ今さらどうしようもないじゃないか、という声が聞こえてきそうである。過去はやり直せないし、母親を選んで生まれてくることもできないではないか。老いとつき合えるかどうかが少年期と幼年期、さらには胎児期で決まってしまうのなら、それは宿命論と同じではないか、と思われるかもしれない。

たしかに、宿命としか思えないケースは多い。先に挙げた作家たち（芥川、太宰、三島のこと—筆者註）もそうである。しかし、異常とさえ思えるような特別な場合を除けば、救いはあると思う。

なぜなら、過去とは事実ではなくて記憶だからだ。私たちは事実ではなく、無意識に選んだ事実や、時には思い込んだことを過去としてしまい込んでいる。だから過去は変えることができるのだ。

かつて、私の幼児期、少年期の記憶はあまりいいものではなかった。物心がついたころ、私の親は私の小さいころのことを、「癇癪《かんしゃく》持ちで育児に手を焼いた」と何度も言っていたし、一人っ子で家のなかでは両親とのつき合いしかなかったから、われながら子どもっぽさのない、こましゃくれた子どもだったと思っていたのだ。

私が自分の子どもを44歳になるまでつくる気になれなかったの

フロイト的人間観による認知症論（心理に原因を求める）

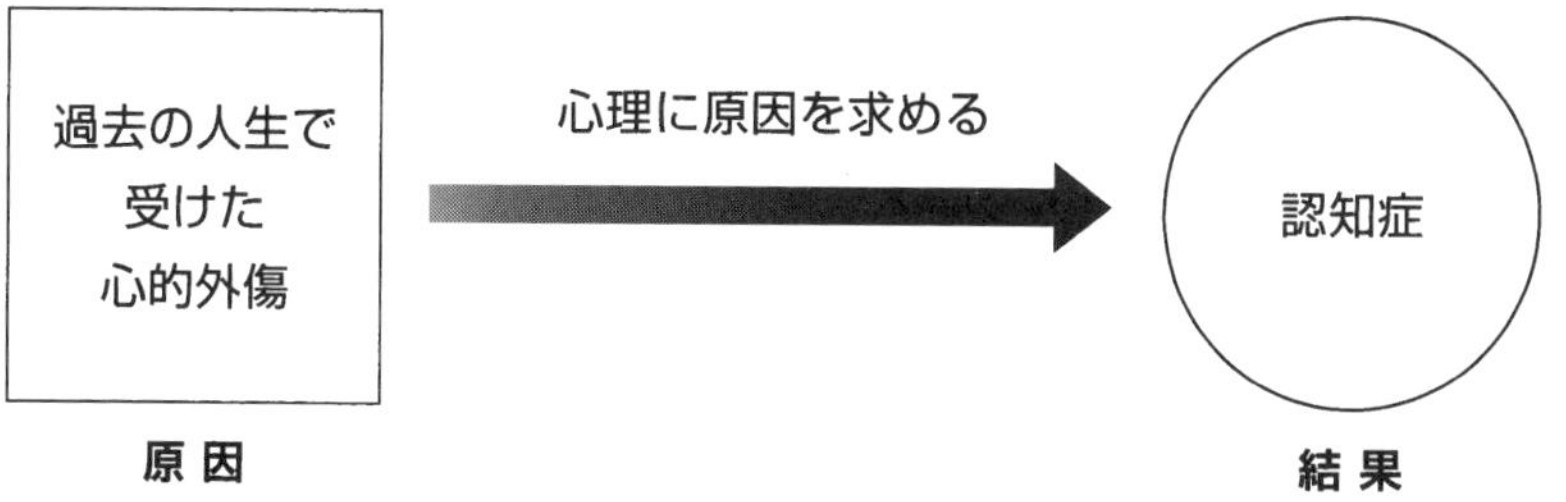
過去の人生で
受けた
心的外傷
心理に原因を求める
認知症
原因
結果

も、そのあたりに原因があると思う。しかし、自分が子どもを持ってみると、少し考えが違ってきた。私だって小さいころには子どもっぽくてかわいかったはずだ、と思ったのである。私は私の過去を書き換えることにした。

『なぜ、男は老いに弱いのか?』（講談社文庫）

拙著からの引用で、しかも自分自身の体験の話で恐縮だが、過去は変えうるのである。

かのフロイト自身も、精神分析によって語られる本人にとって、トラウマをもたらした過去が事実であるかどうかは問題ではない、としている。現実のその人が、そういう物語を必要としているということが事実だからだ。だとしたら、私たちはフロイトの治療法である精神分析ではない方法論を手に入れることができる。過去が変わっていくような現実の生活づくりである。

簡単なたとえ話で申し訳ないが、私たちの人生観も過去の記憶も、体調がいいかどうかで左右されることがよくある。体調がよければ人生は素晴らしいものに思え、自分の過去も明るかったと感じる。しかし、体調の悪い日が続くだけで、人生が生きるに値するかどうかさえ疑わしくなるし、過去も暗いことばかりだったように思えてくる。

介護職は精神分析はできないし、バリデーションが唱える立派な「人間としての価値観と信念」も持てないし、14のテクニックをマスターするヒマもない。しかし、過去すら変えていく現在の生活づくりという方法論はもっているのである。

「4つのステージ」という位相の混乱

ナオミ・フェイルによる「解決」にいたる4つのステージというのも、その根拠がよくわからない分類である。

①認知障害、②日時、季節の混乱、③繰り返し動作、④植物状態、のうちの①〜③は、認知症にともなう個別の問題行動にすぎないもので、認知症を分類する「段階ステージ」にまでしてしまうのは「位相の混乱」ではないだろうか。

これを私たちが使っている「竹内3分類」に当てはめてみると、①の「認知障害」は、葛藤型の粗暴行為と情緒不安定のことを指しているように思える。②の「日時、季節の混乱」は、回帰型の問題行動、そして③の「繰り返し動作」は遊離型が進んだときの問題行動のひとつか、一部の脳障害による症状ではないか。

第4段階の「植物状態」というのは、果たして認知症の段階として相応しいものだろうか。遊離型の最終段階や、老化が加わった場合と考えればいいのだろうか。

これらは、アルツハイマー病の人に当てはまらないこともないが、認知症（アルツハイマー型を含む）の多様さを考えると、個別の問題行動だけが取り上げられている不自然さには、首をかしげざるをえない。ナオミ・フェイルは、アルツハイマー型認知症ではなく、アルツハイマー病しか見ていないものと思われる。

個体還元論の2つの姿

しかも、「しかし、バリデーションを受けることで、植物状態にまでなることはないでしょう」とあるのには恐れ入ってしまう。この自信はどこからくるのだろうか。それはちょうど「10年後には医学が認知症の問題を解決しているだろう」などという、医療関係者の能天気な自信とどこかで共通している。

　近代医療は、認知症を無理やりに個体の一部である脳の病気にしてしまうという個体還元論によって、思考停止に至った。なにしろ、個体還元論では、個体、つまり脳の側が原因であり、問題行動はその結果でしかないから、問題行動解消のためには、脳の側に何らかのアプローチをするより他

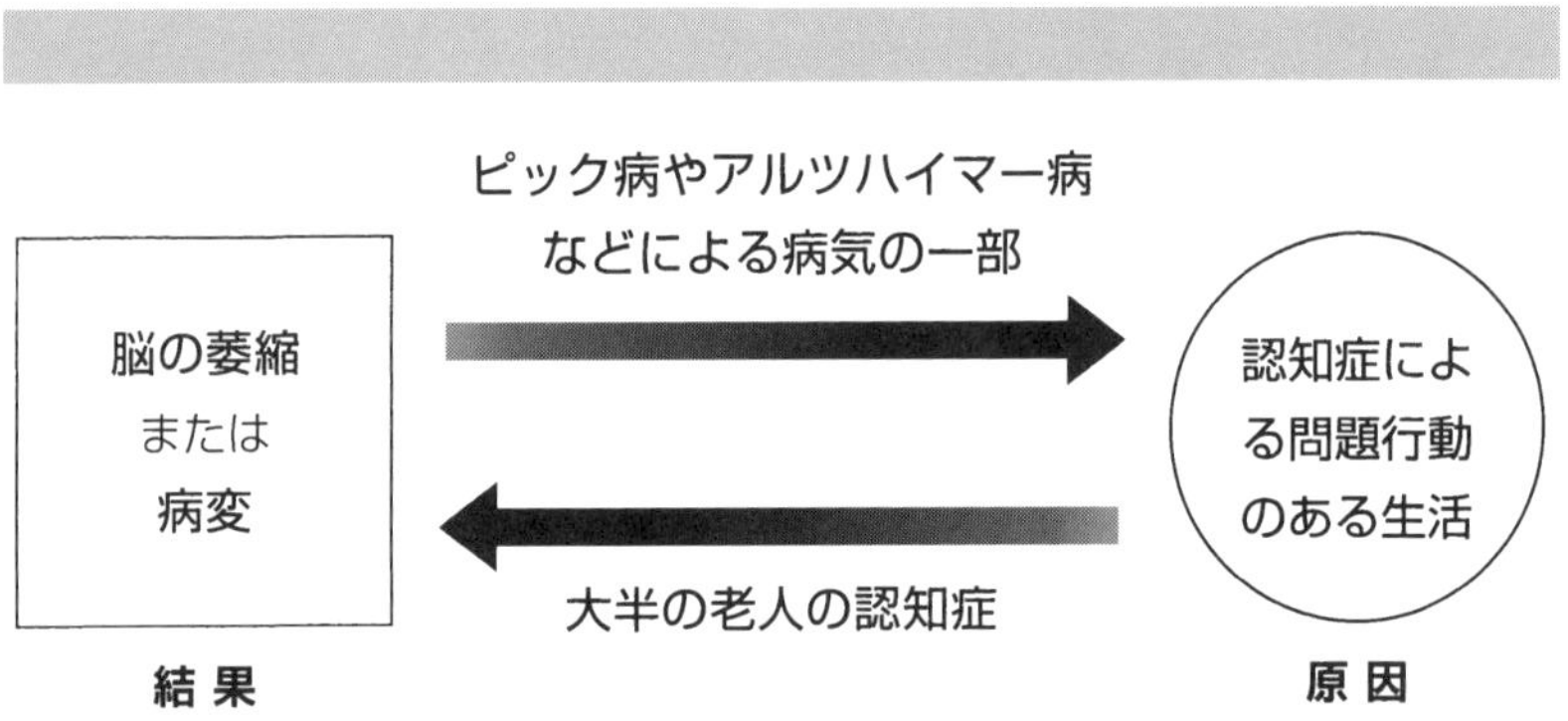

※介護の側のとらえ方：ピック病やアルツハイマー病などのように、一部には病変やそれにともなう脳の萎縮が認知症の原因になることもある。しかし、生活における何らかの原因によって認知症の症状が出て、結果として脳が変化していることが大半である。脳の萎縮は一方的な原因としてとらえるのではなく、現実の生活のありようによって構成されている。

にないことになってしまうのだ。因果論にとらわれるあまり、医療の側は豊かなアプローチをつくり出すことを放棄したのだ。

医療だけではない。近代心理学もまた因果論の世界から抜け出せないために、豊かなアプローチを内包している生活に目を向けることなく、対人技術主義に陥っている。ナオミ・フェイルによって提唱された、いわゆる「バリデーション」もそのひとつである。

医療が原因を個体に還元させるのに対して、ナオミ・フェイルらは、原因を過去に求めようとする。個体還元論が原因をすべて個体に求めて、病状はその結果であるとするのに対して、彼女らは原因は過去の、とくに母子関係にあって、現在の症状はその結果だと見なす。これは広義のフロイト主義と言ってよかろう。

介護の側のとらえ方

過去の人生で
受けた
心的外傷
認知症による問題行動のある生活
過 去
現 在

※**介護の側のとらえ方**：現実の生活のありようによって過去（多くのなかから選択され、再構成された記憶）は変えていくことができる。過去は一方的な原因としての宿命論ではなく、現実の生活のありようによって構成されている。

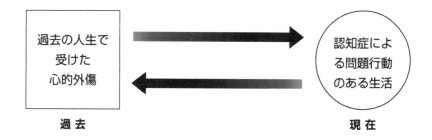

脳を変えることはできないが、医療は近い将来、科学の発展によって、認知症の脳を元に戻すことができるようになるという幻想を与え続けている。現在でも、認知症老人が落ちつくために薬で脳をコントロールできる、と言っている。じつは、問題をもっと深くしてしまうだけなのだけれど。

それに比べると、ナオミ・フェイルらフロイト主義者が原因だとする過去は、変えることはできないとされている。したがって、コントロールすることもできない。となると、私たちにできることは、結果として出てきている問題行動に対して、適切な対人技術で対応して老人を落ちつかせることだ、ということになる。

つまり、医療が認知症老人を、薬という科学物質や、個室への閉じこめ、抑制という手段によって問題を抑え込む対象としたのに対し、バリデーションは、認知症老人を対人関係技術による操作対象とするのである。

これらは個体還元論の2つの姿である。個体を身体（脳）へと還元する医療と、個体を心理（過去の心的外傷）へと還元する心理の側という、いずれも単純な因果論と、個体としてしか人間を見ない近代の限界の内側にあることには違いがない。

ナオミ・フェイルの意義

ナオミ・フェイルの意義とはなにか。それは老人の表情を見よ、行動を見よ、と言っていることだ。彼女の講演は、認知症老人の表情をやってみせ、歩き方を真似してみせる。

かつても、優れた介護職は認知症老人と同じ表情をしてみることで、その気持ちに近づこうとした。施設で働く介護福祉士の杉堀孝雄は、エドガー・アラン・ポーの『盗まれた手紙』を取り上げる。警察が捜し出せない手紙を、デュパンという青年がいとも簡単に見つけ出すという話だ。その方法は「自分の顔の表情を相手のそれにできるだけ似せて、自分のなかにその表情にふさわしい考えが湧くのを待つのだ」（雑誌『ブリコラージュ』1995年4月号）

杉堀は続けてこう書いている。

「さあ、明日職場に行ったら、早速やってみてください。車イスからずり落ちそうな彼の格好。同じ場所で、同じように頬杖をつく彼女の格好。いろいろな姿、表情をまねるなか、自分とは別ものの表情、想いが沸き上ってくるのを期待して……」

ナオミ・フェイルが、脳細胞という目に見えないものではなくて、目の前のじいさん、ばあさんの表情と行動をこそ見よ、と言っていることの意義は認めつつも、その限界はなによりも介護現場の問題として現われる。

技術主義が行きつく管理主義

バリデーションを認知症老人のケアの現場に導入しようとする人たちは、これで認知症老人の問題行動をすべて解決できるはずだ、と考えてしまう。なにしろ、問題行動には「必ず理由がある」という素朴な因果論の世界にいるのだから。

そこで、認知症老人が問題行動を起こして落ちつかないのは、介護スタッフの技術が未熟だからということになるのだ。もちろん、植物状態になってしまうのも、適切なバリデーションが行われていないからだということになってしまう。

私たちのように因果論にとらわれず、いくら考えても原因のわからないものもある、それが人間だし人生だ、と考えている者にとっては、認知症老人が問題行動を起こすのは当然のことである。むしろ問題行動は、自己確認や自己主張ではないかとさえ思えるし、人は人生の最後にどんなにいいケアに出合っても植物状態になることもある、と考えている。

しかし、バリデーションは現場に「技術主義」をもたらす。バリデーション技術の上手いスタッフと下手なスタッフを管理職が能力査定するのだ。

あるグループホームでは、スタッフの仕事をカメラで監視し、ことば遣いの逐一をチェックされるのだという。「技術主義」は安易に「管理主義」に結びつく。

その後、バリデーションだけではなく、「パーソン・センタード・ケア」や「ユマニチュード」など、いくつかのケア技術が海外から持ち込まれた。

マスコミが、あたかも認知症の問題がすべて解決するかのように取り上げ、それらを現場に導入しようとする新しいもの好きの関係者が相次いだ。

でも、現場で認知症老人の排泄ケアをちゃんと実践している人たちは誰一人としてそれに飛びつくことはしなかった。人間が心身ともに落ち着いて生活するための基本を知っているからである。

これらについて逐一批判検討することはしない。時間が経てば、〝目新しい商品〟として消費されて忘れられるだけだからだ。いずれも、「生活」や「人間」の深部に届くことのないまま、「技術主義」と「管理主義」に至っているのも、バリデーションと同じである。

ある施設では、朝の引きつぎの後、バリデーションのテクニックの「①センタリング」をスタッフ全員で行うのだという。「センタリング」、つまり「精神の集中」だそうで、腹式呼吸を8回するのだそうだ。8回とは、ナオミ・フェイルの本に書いてある回数なのだ。ナオミ・フェイルは、老人の表情を見よと言っているのに、この人たちは彼女の著書の数字を見ているのである。

第3章 介護の立場と竹内3分類の人間学的根拠

認知症老人を生活のなかで見る

「あいまいさへのトレランス」の低さによる近代的因果論にとらわれるあまり、仮説にすぎない脳の萎縮、変性が原因であるという「病気論」に至ったり、これまた仮想のような「過去のトラウマ」論に至ってしまって、認知症にもっとも影響を与えている現実の生活と関係に目が向かないのが、医療と心理学の側の認知症論である。そうならないために、私たち介護に関わるものはどんな立場に立てばいいのだろうか。

医者の書いた認知症の本にも、心理療法系の人の認知症の本にも、「排泄」の「排」の字も書かれていない。これは彼らが、認知症老人について何も見ていないことの一つの現われだと言っていい。なにしろ、老人が落ちついて生活できるかどうかの最大要因が、排泄のあり方だからである。それは介護をしている人にはわかることだ。

それがわからないというのは、彼らは週に1回か2回、病院か老人施設にやってきて、自分の専門性という狭い窓から、自分の見たいところだけを見て帰っているからだ、と思う。

医者や心理療法家の致命的欠点こそが、われわれ介護職の持つ武器である。それはまず、生活のなかで認知症老人を見る、ということだ。私たちは、認知症老人が落ちつかず、問題行動が生じるかどうかは、その老人がどんな生活のなかにいるのかによってこそ決まるということを、経験的に知っている。

したがって、一人ひとりが落ちつき、問題行動が生じないような生活づくりという方法論を持っているのだ。食事、排泄、入浴（第Ⅲ部、認知症ケアの7原則の④）をはじめ、個性的空間づくり（7原則の⑤）、一人ひとりの役割づくり（7原則の⑥）といった方法論である。それは、認知症のある老人に限らず、私たちが老人たちに行ってきた、より積極的な介護そのものだといっていい。

認知症老人を人間関係のなかで見る

介護者ならではの武器の2つ目は、認知症老人を人間関係のなかで見る、という点である。認知症老人は、だれが関わるか、だれがそばにいるか、によってその言動が変わる。落ちついてニコニコしているか、問題行動だらけになるかが、関わる人によって違うことがあるのだ。

だから、認知症老人を客観的に評価しようというのには無理がある。認知症老人は客観的に存在しているのではなくて、関係的に存在しているのだから。つまり、精神科医がAさんについて記録しているのはただ、〝生活の場から離れた診察室に無理に連れてこられ、無表情な白衣の男の前に座らされたときのAさん〟でしかないのだ。

客観性がないとなると、どうしていいのかわからない近代の専門家と違って、われわれ介護者は豊かな関係的世界をつくるために、一人ひとりの関係づくりをすればいいじゃないかと考え、本人がどんな人間関係を求めているのかと、いろいろ関わってはようすを見てみるのだ。

したがって、介護職は認知症老人の問題行動の原因を探すのではなく、問題行動の現象を具体的に語る。どんな生活で、どんな人間関係のなかで、どのように問題行動が起きているのか、と。それがわかれば、どうすればいいかもわかってくるのだ。

「重いほうがいい」という現場の逆転現象

介護がやろうとしている方法とは何だろうか。その前に、一般の人たち、あるいは医者はこう考えている。認知症の重度さ、つまり脳細胞の萎縮の仕方と認知症の症状、問題行動というのは比例する。つまり、認知症が重くなればなるほど問題行動が増えて、生活

介護職ならではの認知症の見方

① 生活のなかで認知症老人を見て、生活づくりで関わる
→個体だけを見ない

② 人間関係のなかで認知症老人を見て、関係づくりで関わる
→客観だけで見ない

が大変になるという見方である。だから、認知症が軽くなれば問題はなくなると考えて、認知症を軽くすると称する薬をいっぱい出すのだ。図式化すると、図①のようになる。私は「深い認知症」という言い方をしているが、ここでは一般的な「重い認知症」という表現を採用しよう。

さて、「認知症のレベル」は左にいくほど認知症が重くなって、右にいくと軽くなる。そして認知症が重くなればなるほど問題行動が増えていく。つまり、徘徊、不眠、不穏行動、暴力行為、無為自閉などである。だから、医療というのは重い認知症を軽くし、軽い認知症を正常に戻すことを目的に

①医療が目指しているもの

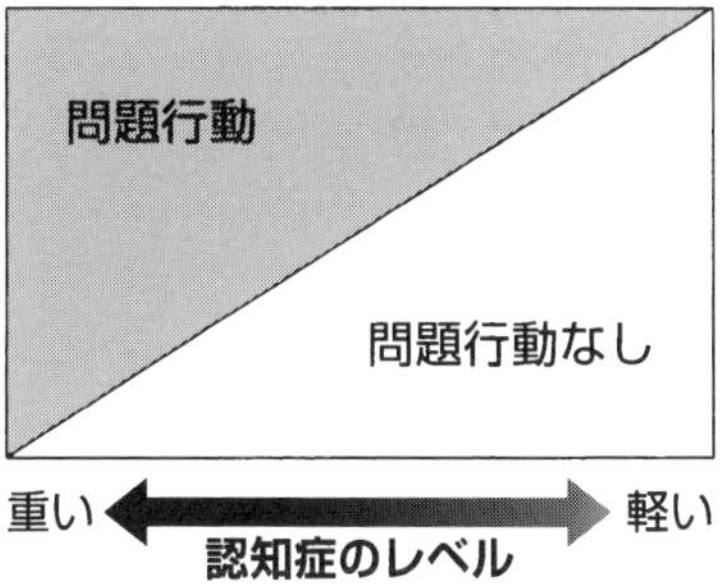

②介護が目指しているもの

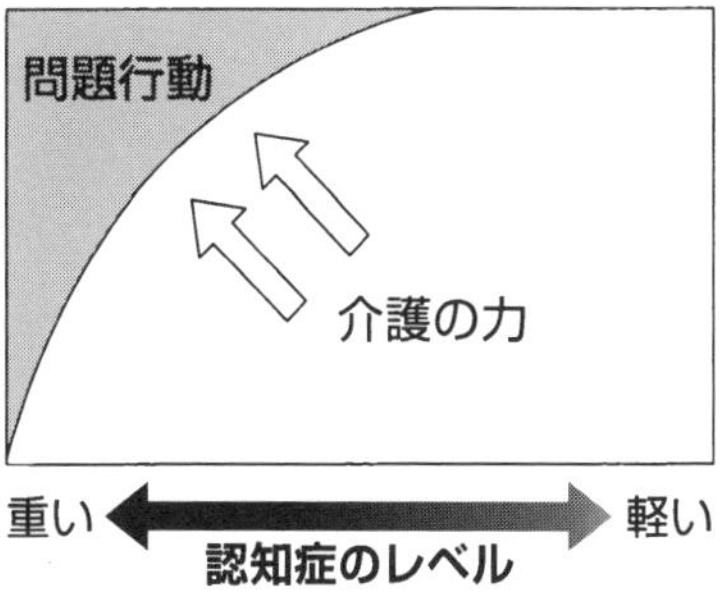

③「宅老所よりあい」のケア

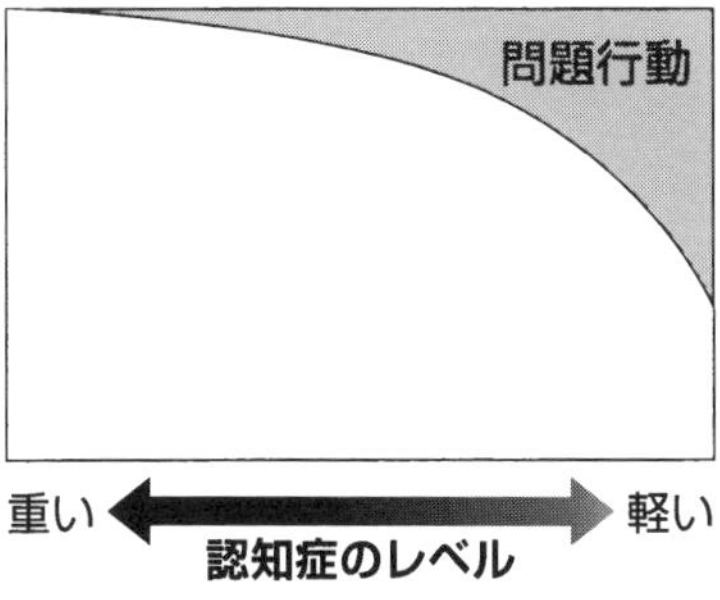

するわけだが、実際には問題は少しも解決しない。医療に頼れば頼るほど、逆に介護が貧困になっていくからである。

それに対して、介護がやろうとしていることは何かというと、介護は医療がめざしているように重い認知症を軽くしたり、正常に戻したりということはできない。しかし、図②のように左上に問題行動のない正常な範囲を広げることができる。認知症があっても、九割くらいまでは問題行動が解消して、それなりの落ちついた生活を実現することが可能なのだ。

ほんの少し問題行動が残るが、優秀なスタッフが関われば、もっと範囲を狭められる。認知症があっても問題行動を起こさないで、一日ニコニコ笑って過ごし、夜はぐっすり寝るということが、じつは可能になるのである。介護という世界だけができる、効果的なアプローチである。

ところが、福岡にある「宅老所よりあい」では、全く逆転現象が起こっている。それを表わすと図③のようになる。問題行動はあるのだが、それは認知症の軽度の人のほうに寄っている。右上である。そして、深い認知症の人のほうが問題行動が少なくて、ちゃんと落ちついて過ごしているというおもしろい現象である。スタッフは、「今度入ってくる人はどんな人？」「認知症がない人」「ああ、それは大変ね」というような会話をしているくらいだ。

深い認知症のほうがケアが楽で、ちゃんと介護すれば落ちつくと言うのだ。頭がしっかりしているほうが難しい。とくに、元学校の先生だったような男の人が入ってくると、せこいプライドばかり持っているから、関わり方に苦労する。したがって、軽い人のほうが問題だらけで、むしろ大変だと言うのである。

これは、世の中の一般常識から見ると全くおかしな話だ。しかし介護の世界は、そういう意味で常識が通用しない世界に突入しているとも言えるのである。

認知症の評価のしかた、使いかた

ここでは「問題行動」とは、認知症老人の個体だけの問題ではなく、その老人の生活や関係の問題が現われているのだ、と考えることになる。例えば、「長谷川式簡易知能評価スケール」のテストについてもそうだ。私が勤務していた施設のソーシャルワーカーは、一対一で面と向かって検査するなんてことはなかった。なにしろ、自分からそうした検査を受けようと思ってくれるような人なら、苦労はいらないではないか。

彼女は、入所時の環境の変化による混乱が治まったころから〝検査〟を始める。しかし、本人に気づかれないようにだ。買い物の注文を一人ひとりから聞いて、まとめて買ってきて配布するのが彼女の役割なのだが、彼女はその機会をうまく使うのだ。「メモをなくしたんだけど、もう一回言ってくれる?」とか、「お釣りはいくらかね?」といった具合に。

昔の話を聞き出しながら、「原爆のときいくつだった?」とか、「何年前かね?」なんて、さりげなく質問していく。そして、2~3カ月かけてからケース会議で報告する。「人によって違うけど、入所して数カ月はその人本来のデータは出ないね」というのが彼女の口グセだ。

もっと大切なのは、その報告のしかたである。彼女は、点数だけを報告するなんてことは決してしない。どの項目ができて、どこができなかったかを具体的に語るのだ。

「Nさんはそうとう認知症が進んでいるように見えますよね。たしかに、見当識や常識問題はほとんどできないけれど、さすがに長い間商売やってただけあって、計算問題はできるのよ」とか、「Sさんは一見、認知症がないように見えます。たしかに、あいさつはちゃんとするし、常識問題はできるけど、計算はうまくとりつくろっているけど、実際はできないからね」といった具合だ。

こうした具体的な〝個性〟が見えてくると、どう関わればいいかも具体的にわかってくる。「計算ができるなら、Nさんには風船バレーの審判をやってもらおうか」とか、「盆踊りのときの模擬店を手伝ってもらったら?」とか、「Sさんには、お釣りを聞いたりして人前で恥をかかすようなことは慎まなきゃ」といったふうに。

点数だけを報告するというのは、いったいどんな人間観なのだろうか。それぞれ具体的で個性的な、例えていえば立体的に現象している認知症を、点数という平面上の直線の上に並べようというのだ。それでは、認知症を都合よく分類、隔離するための管理主義を生むだけではないか。

介護現場が共感した認知症の分類法

そうした、あくまでどうケアすればいいかという、目の前の実践を導くための検査法や認知症論をこそ、介護現場は求め続けてきた。しかし、どこにも「教科書」がないまま、試行錯誤を続けてきた介護職の間で使われるようになった、認知症老人の分類法がある。

それは竹内孝仁（国際医療福祉大学教授）が『介護基礎学』（医歯薬出版）のなかで提出した「葛藤型」「回帰型」「遊離型」の３分類である。

「アルツハイマー型認知症」「脳血管性認知症」という分類が、精神科医たちの啓蒙によって一般の人にも知れ渡るようになったころ、介護職は、その個体還元論による病理学的分類に見切りをつけ、ケース検討会でも「竹内３分類」で認知症老人を語るようになってきた。

この「３分類」が介護職からの支持を得てきた理由は、毎日、現場で見たり聞いたり感じたりしていることがその根拠になっていて、何より納得がいくことにこそある。

現実の生活のありようによる分類だから、介護職こそが分類のための情報をいちばん持っていることになる。それも、介護職が「３分類」に共感する理由である。医者が高価な機器や専門的方法をつかって分類し、それが介護にはあまり役に立つわけではないという現実のなかで、「これこそ介護現場の分類法だ」と感じたのは当然だろう。

竹内孝仁による認知症の3分類

①葛藤型……老いた自分を受け入れることができず、かつての若い自分に戻ろうとがんばるが、現実の老いた自分を見せつけられ、葛藤が起きる。

②回帰型……老いた自分を受け入れることができず、かつての自分らしかったころに帰ることで、自分を取り戻そうとする。

③遊離型……老いた自分を受け入れることができず、現実から遊離して自分の世界に閉じこもることで、自分を保とうとする。

・**混合型**……①と②、②と③、まれに①と③

・**移行型**……①→②→③、①→③→②、など

「みんな違う」のなかにある共通性

認知症の現われ方は、一人ひとりみんな違う。もちろんそうだ。しかし、バラバラではない。多くの老人と関わってきた介護職には、「あの人の場合と似ているなあ」という共通性が見えてくるはずだ。

怒ったり、怯えたり、情緒不安定で、暴言やときには暴力を振るうタイプの認知症がある。もともとそういう粗暴な性格だったかというと、そうではない。むしろ真面目で、社会的にはそれなりの地位や役割をきちんと果たしてきた人に多い。男性に多くみられるが、女性の場合には高学歴の人が多いようだ。

長谷川式スケールの検査をしようとすると、「俺（私）をバカにしているのか」と激怒することもあって難しいが、検査結果はそれほど悪くないことがよくある。しかし、介護現場ではもっとも困っているケースで、竹内はこれを「葛藤型」と名づけた。若くて社会的地位もあったかつての自分と、老いて介護してもらっている現在の自分との間で、葛藤が起こっているのだ。

「仕事があるから」と家から出て行こうとする老人がいる。「赤ん坊に乳をやらにゃ」と施設の廊下をウロウロする女性がいる。こうした「見当識障害」と「徘徊」を主な徴候とするケースを、「回帰型」という。現在の老いた自分ではなく、かつての、若く、例えば、人から頼りにされていたころに帰っているのだ。いまいる所はそのころいた場所であり、回りの人もそのころの知人になっていたりする。過去になぞらえて現実を再構成するのである。

問題を起こすというのではないのだが、自分からは何もしなくなるタイプがある。あらゆるものに意欲を失い、現実世界に興味がなくなった感じで、入浴もしたがらないが、強く誘えば拒否するわけでもない。最後には食べることすらしなくなることもある。問題といえば、独り言を回りの人が気味悪がるのと、その独り言の声が大きいとうるさがられるくらいである。これは「遊離型」という。現実から遊離して無為自閉しているのだ。

竹内3分類の人間学的根拠

これらの3タイプに、「混合型」や「移行型」を加えると、ほぼ認知症老人を分類できるのだ。従来の病理学的分類でいう「脳血管性」は葛藤型のことを、「アルツハイマー型」は遊離型のことを指していることが多い。

この3分類が決して恣意《しい》的なものではないことは、現場の介護職が共感・支持しているからだけではない。人間学的根拠を持っているのだ。

私は24歳のときに特別養護老人ホームに勤めはじめ、途中、PT（理学療法士）の養成校に在籍していた3年間を含めると、10年半の間、1つの施設に関わった。当然、就職したとき24歳だった私は35歳になり、65歳で入所してきた人は76歳になった。

Oさんは、私が就職したときには80歳で、辞めるときには91歳だった。彼女はずいぶんしっかりした人で、開園後数年はボスだったが、私が勤め出したころから認知症が出はじめた。最初は典型的な葛藤型で、職員は振り回され、説得に手こずった。

ついで回帰型となり、「ダシを取らにゃならん」と廊下をウロウロした。食堂をやっていたことがあったらしい。そして、90歳を越えると遊離型になり、最後にはむしろ表情が落ちついて、以前には見せたことのない弱々しい笑顔を見せて、98歳で亡くなった。

「葛藤型」→「回帰型」→「遊離型」へという移行型の典型だった。こうして移行していく人を他にも何人か経験した。私は、28歳で入学したPTの養成校で学んだ「障害受容過程論」に出会って、ハッとした。Oさんの認知症になっていく過程は「障害受容過程」の逆を行っている、と思ったのである。

障害受容と老いの受容

「障害受容過程論」を知らない人でも、「死の受容過程」なら知っているのではないか。かつてエリザベス・キューブラー・ロスが『死ぬ瞬間』（読売新聞社）という本のなかで、死を宣告されたときにそれを受け入れていく心理を5つの段階にして示した。否認、怒り、取引き、抑うつ、そして受容の5段階だ。

ずいぶん話題になったし、いまでも終末期ケアに関わる人たちの必読書になっているが、当時、リハビリ関係者はこの本の登場にそれほど驚くことはなかった。なぜかというと、この本に先行して

「障害受容過程論」が紹介されていたからだ。

　こちらは、論者によって5段階だったり4段階だったりという違いがあるのだが、日本で使われている代表的な4段階を紹介しよう。死の受容段階にもある「取引き」は、障害受容過程にも出てくるが、キリスト教的文化の影響が強いため、日本では取り入れられないことが多い。

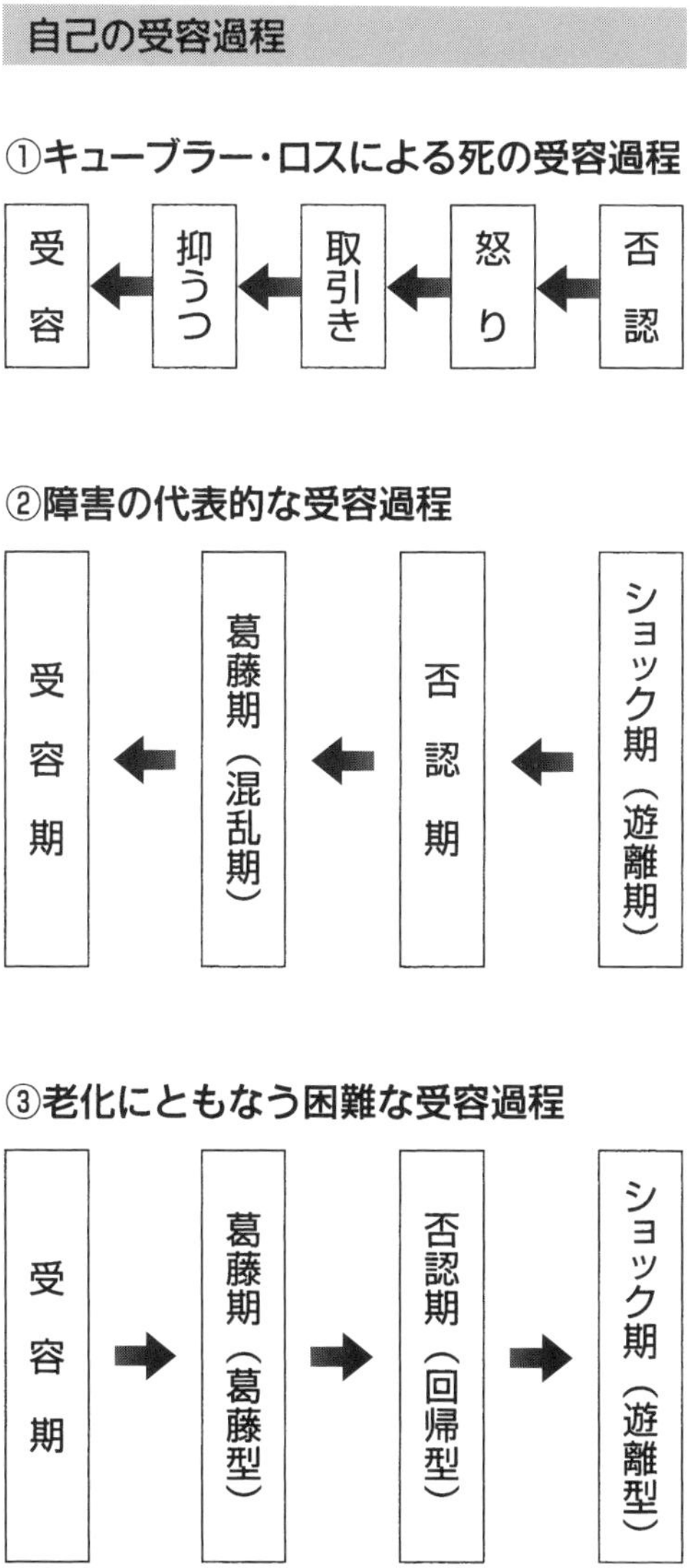

まず、第1段階は「ショック期」である。ショック期というのは、下肢切断の患者の場合だと、この足がないという現実を受けとめることに耐えられなくて、現実から遊離する時期である。「遊離期」と言う人もいる。

回りの人が、足を切断したと聞いて、さぞかしショックを受けているだろうと思って深刻な顔をしてお見舞いに行くと、本人はニコニコしている。現実感覚がないのだ。これは、生物学的に「否認」している時期で、本人は深刻になるどころか多幸感にあふれている。

第2段階は、自分の足がないことを認めざるをえないのだが、そんなことがあるわけがない、これは夢なんだ、明日の朝起きるとちゃんと生えているんだというような、否認をする時期である。もっといい医療を受ければよくなるはずだとか、元に戻ることを考える、元に戻った自分を夢想するという、否認の時期がやってくる。

それから、第3段階は「葛藤期」である。あるいは、混乱期ともいわれている。否認期のときにはリハビリはやらない。義足をつけて歩くという訓練は、足が生えてくればする必要がないからだ。しかし、その時期を通り過ぎると、あきらめて義足をつけて歩くのだが、それでもやっぱりあきらめきれない。リハビリの効果が出るとすごく喜ぶのだが、出ないとまたガクッと落ち込むという、非常に情緒不安定な時期に入っていく。それでも、現実にできることを少しずつふやしていこうというのが、リハビリテーションをする側のアプローチになる。

そして、第4段階「受容期」に至る。この受容期に至ることを「障害受容」と呼んでいる。よくPTやOTが、患者さんのアセスメントとかいって、「障害受容がまだ十分ではないので、この過程をちゃんと踏ませよう」というような言い方をしている。

障害受容について書かれた偉い先生の本を読むと、「障害によっても自分の人生の価値は変わらないという価値観の転換が、障害受容である」と書かれている。しかし、この言い方は倫理的すぎると思う。障害を受けた人たちだけがそういう新しい、すばらしい人間観に到達しなければいけないというのは、ちょっと変ではないか。だから私は、障害受容を倫理過程としてとらえては困る、受容できないのは悪いことで、受容するのはいいことだと考えるのはおかしい、と主張してきた。

受容ということばは美し過ぎるので、私は「あきらめ」と言っている。あきらめ切れないのが人間なのだが、さらに、この過程は可逆的過程である。すぐに葛藤期に戻るし、否認期に戻ってしまう。

お年寄りが脳卒中になって、やっとこの障害受容過程を経て、ニコニコして歩くおじいさんになった。けれども、同僚が孫を抱えている姿なんかを見ると、なんで俺の腕は動かないんだといって、否認期へ戻ったりもする。

私はこの障害受容という考え方を、老化の受容過程と重ねて考えてきた。老化というのは現在進行形である。現在進行形だから、老化の障害受容というのは、うまくいかない人は逆に行ってしまうのだ。受容できていたはずの自分が、だんだん年をとるにつれて、葛藤期、否認期というふうに逆コースをたどるのである。

人生の受容過程とその逆行

キューブラー・ロスの死の受容過程論に対して、すごいことを言った人がいる。吉本隆明という人である。「死を受容していく過程は、自分の人生を受容するということを通して、すでに私たちは一度やっていることだ」と言ったのである。じつは、障害受容過程についても同じことがいえると思うのだ。

生まれて間もない時期、あるいは子どものころは、あまり現実感がなくて遊びほうけていた。現実に直面しなくていいという、たいへん幸福な時代であった。いわば、これは現実から遊離した「遊離期」「ショック期」と重なる。

否認期というのは、例えば私の場合でいうと、思春期あたりの心理状態に当たるだろう。セルフイメージと現実の自分とのギャップに悩み、現実の自分を否認していく。そして、なんでこんな子どもに生んだのかと、親を恨むのだ。「もっと背が高くて、もっとハンサムな顔に生んでくれたら、女の子にもてていい人生が送れたのに」とか、「なんでこの両親のもとに生まれてきたんだろう。もっといい家の子どもだったらよかったのに」というような考えをだれもが持つと思う。これは否認期的な心情である。

それから、葛藤期というのはいわば青年期に当たるだろう。半分くらいはこの現実の自分を認めざるをえなくなっている。しかし半分は、自分はこんなはずではないという、自分探しが継続している時期で、私の場合は30代の初めくらいまで続いていた。一方で、ものすごく自信がありながら、もう片方では、同じくらいコンプレックスがあるのだ。そういう意味で、非常に不安定な心理状況だったという気がしている。

それから、受容期がやってくる。私の場合はあきらめだった。この丸顔も、背の低さも、あの親も、動かし難い現実なのだから、あきらめようと思った。コンプレックスも過大な自信もなくなって落ちついてはきたが、だからといって自信がついたというわけではない。私は人前でしゃべっていると「自信満々ですね」とよく言われるが、全然自信はなかった。自信がついたのではなく、自分の守備範囲がわかったという感じだろうか。

野球に例えると、それまでは「おれはピッチャーもキャッチャーも内野も外野も全部やれる」と思っていたのだが、いまの心境は「おれはサードなら守れる。だけどピッチャーのことはわからない。キャッチャーはあいつが適役だろう。ただサードの守備範囲ならちゃん守れる」という感じである。つまり、「介護に関してなら、どこの大学の先生が言っていることより、俺のほうが確かだよ。みんなトンチンカンなことしか言ってないよ」というふうに、自分の守備範囲が定まったのである。私がその受容期に至ったのは、フリーになった35歳のころだったと思う。吉本隆明が言ったことは、こういう過程をだれもが経ているということであった。

さて、この自分の人生の受容過程は、これから年をとっていくとどうなっていくのだろうか。受容できている、あきらめていると思っていた自分が、再びあきらめ切れなくなってくるのだ。逆コースである。つまり、年をとって自分がお漏《も》らしして、物忘れをしてということが起こってくると、順番としては葛藤期に戻って、さらに否認期、つまり過去に回帰していくということになっていくのではないだろうか。

つまり認知症とは、私たちの人生の受容過程のなかで、受容していたはずの自分が老化にともなって受容し難くなり、その過程を逆行していくものとしてとらえることができる。「アルツハイマー病」や「ピック病」という器質的なものを原因とする認知症も、特有の脳症状を強く呈しながらも、その精神の領域ではこの逆行過程をたどっているように思える。

認知症とは、正常から遠く離れた異常な世界ではなくて、老化と病気という人生の困難さをめぐる、まさに人間的世界なのだ。

第Ⅲ部

認知症ケアの7原則

序　なぜ「7原則」なのか

認知症老人へのケアを「7原則」というかたちでまとめてみようと思う。

①環境を変えない
②生活習慣を変えない
③人間関係を変えない
④介護をより基本に
⑤個性的空間づくり
⑥一人ひとりの役割づくり
⑦一人ひとりの関係づくり

じつは、私はこうした箇条書きでケアをまとめて示すのは好きではない。「7原則」と言われれば、その7つの項目さえクリアされていればいいと考えられて、マニュアル化されてしまう危険がある。しかし、それは私の本音からは遠いものだ。

なにしろ「7原則」は7つあるのではなくて、全体で1つなのである。認知症老人に関わっていると、その状況が私たちに要求するのは、ケアの方法論というよりは、ある人間観のようなものであることに気づかされるはずだ。ここにある7原則は、その人間観を示すためのものだと言っていい。

実際、これは現場の熱心な介護職にはちゃんと伝わることで、ある特養ホームのケアワーカーは私の「7原則」を聞いて、「ああ、これは一つのことを言ってるんですね」と言ったものである。

しかし、介護者がみんなそうやって直感でわかってくれる人だとは限らない。したがって「7原則」は、ひとつの人間観のようなものに近づくための具体的な筋道だ、と思ってもらえばいい。それをやっているうちに、少しずつ人間観が変化していくはずだからだ。

もうひとつ、あえて「7原則」を提示した理由がある。それは、これまで提案されている認知症介護の原則とか、ポイントだとかが、私には倫理主義的に偏向していると思えることだ。

「受容」とか「傾聴」は、カウンセリングのような一対一の閉じた関係での対人テクニックなのだが、それが開かれた関係の場である介護にそのまま持ち込まれることで、あたかも介護者の倫理や人間性の問題であるかのように語られている。

その倫理主義と技術主義が合体したものが、例えば「バリデーション」であろう。すでに述べたように、認知症老人たちは特殊な技術や、高い倫理性を求めているのではなくて、そんな技術や崇高な倫理を頼りにしなくていいような生活を求めているのだ。

私の「7原則」は、そうした生活づくりのための方法論だ。だから、とにかく具体的であり、だれでもできるということに留意した。それをしないで、老人を問題行動に追い込んでおいて、特殊な技術や自分の人間性で老人を落ちつかせようなどという欺瞞《ぎまん》に陥らないために。

7原則のうち、①～③は、問題行動を起こさないため、老人を認知症に追いやらないためにやってはならないことである。もちろん、認知症に至った老人に対しても、ケアの前提となるものだといっていい。④は、介護職の最大の武器である「食事」「排泄」「入浴」をとおした関わりである。こうしたケアと別のところに認知症介護があるのではない。

⑤～⑦は、認知症に至って生活の個別性を喪失させられた老人に対して、それでも、いやそれだからこそ、その人らしく落ちついた生活をしてもらうための方法である。最終段階に至れば打つ手はない、などという方法論が多いなかで、どんなに深い認知症であっても最後まで通用するものだと考えている。

第1章　原則①――環境を変えない

入院が認知症をつくっている

老人とは、老化と老化にともなうさまざまな変化に、日々適応して生活していこうとしている人たちである。こうした適応が困難な人に、環境の変化が重なれば、老人は現実に適応できなくなって、3分類に見られる、葛藤、回帰、遊離といった反応を示してしまうことになる。

したがって、認知症老人のケア、とくに老人を認知症に追い込まないためには、「環境を変えない」が第1の原則になる。

老いをめぐる環境の変化の代表的なものは、入院であろう。発病による急性期の激しい変化に、身体が反応するのが精一杯という時期が一段落ついたとき、老人は環境の激変に直面することになる。

住み慣れた自宅の天井や壁の代わりに、見慣れない病院の白い天井と壁に囲まれている。自分を確認するために、住み慣れた空間を探し求めようとゴソゴソ動き始めると、手足を抑制され、あっという間に世界への信頼感を喪失して、目がトロンとしてしまう。

これは、これまで入院に至った無数の老人が、実際に認知症に追いやられた経過である。ナイチンゲールは、「重大な病気の大半は病院でつくられている」と言っている。彼女が告発していたのは主に、当時病院に蔓延していて、患者の多くを死に追いやった感染症についてだが、私にはまるで認知症をつくり出している現代の病院について語っているように思える。

もちろん、高度な治療が必要になったときには入院しなければならない。しかし、現在の病院が、入院が老人を認知症に追いやる最大の要因になっていることを自覚しているとは思えない。自覚しているなら、もっと対応法を考えるはずだ。やむなく環境を変えねばならないのだとすると、せめて生活習慣を変えない、人間関係を継続する、さらに個性的空間や人間関係をつくるといった対応法をとらねばならないはずだ。それらを七原則のなかで提案していこう。

入院には、より高度な治療を受けられるというメリットがある。しかし、〝患者〟という受身的立場を強制されるというデメリットもある。それがないのは、意識を失っているような重病のときと、終末期くらいであろう。さらに、環境の激変によって認知症の危機がもたらされるというデメリットもある。しかし、生活の主体として存続でき、環境が継続されるというメリットをもっている生活の場で、可能なだけの治療を受けるという選択が、もっと工夫されるべきである。

生命に関わるという、よほどの状態でないならば、入院は避けるべきだと私は思う。それでも入院を選ぶなら、環境以外の要因を変えない工夫を病院が受け入れてくれるよう、介護者は強く要求しなければならないだろう。

親孝行が認知症をつくる

入院と並んで、老いにともなう環境の変化の代表的なものといえば、転居だろう。病気や障害によって一人暮らしが困難になった親を、都会にいる子どもが引き取るというかたちで引っ越しするケースが増えているが、それをきっかけにして認知症に至ったという話も枚挙にいとまがない。竹内孝仁の『介護基礎学』にも、認知症老人に転居老人の占める割合が異常に高いことが触れられている。さらに氏は、講演で「もし認知症が脳の病気だというのなら、引っ越しをした人にだけ取りつくウイルスでもいるというのだろうか」と、個体還元論への痛烈な皮肉を放ってもいる。

転居が、人間関係も含めて生活の根こそぎの変化をもたらすことは、言うまでもない。しかもそれが、配偶者との死別、病気や障害、老化によって、日常生活の自立が危うくなったときに起こることが、問題をより深刻にしている。

郷里で妻に先立たれ、一人暮らしが始まった父親が、急速に足腰が弱ってしまった。都会に住んでいる長男が、自宅の改装をして父親の部屋をつくり、引き取ることになった。他の兄弟姉妹も、近所の人たちも、その決定に全面的に賛成だった。「今どき孝行な息子だ」と評判になったくらいだったが、引き取られた父親は一カ月も経たないうちに「認知症」と診断されることになる。

たしかに、子ども、それも長男と同居できるということは、多くの日本の老人の気持ちに沿うものであり、それが実現することはメリットではある。しかし、デメリットが余りにも大きい。「環境をうだ。

変えない」という第一原則だけでなく、「②生活習慣を変えるな」「③人間関係を変えるな」という、3つの原則に抵触しているからだ。しかも、親子同居というメリットに目をうばわれて安心してしまうのか、原則として挙げている「⑤個性的空間をつくる」「⑥一人ひとりの役割づくり」「⑦一人ひとりの関係づくり」といったアプローチをしないことが多いことも、老人を認知症に追いやっているようだ。

こんなときには、どうしたらいいのだろうか。「環境を変えない」という原則から考えれば、一人暮らしが難しくなっていようと、いやそうだからこそ、知った人のいる地域の、住み慣れた自分の家での生活を継続することが必要だ、ということになる。それを保障するためにつくられたのが介護保険なのだから、その方向でケアプランを立てるべきなのだ。

それが困難なら、近くにあって人間関係が保て、生活習慣を継続できるような施設が、次の選択肢となろう。もちろん、これは一般論であって、本人が子どもとの同居を強く望んでいる場合には、環境を変えるデメリットをどれだけ補償できるかが、その希望に沿うための条件ということになろう。

施設入所も環境の激変をもたらすものだ。したがって、施設入所を決定する前に、在宅生活を継続するための最大限の努力がなされねばならない。施設の選択の基準で大切なのが、それまでの暮らしから大きく離れてしまわないような環境を提供してくれるかどうか、である。

ベッド回りに、それまでの暮らしの雰囲気を再現してくれるような施設だろうか。布団でしか生活したことのない老人には、ベッドをしまいこんで、畳と布団のコーナーをつくってくれるような施設でなくては困る。さらに、個性的な空間づくりについては原則の⑤で触れる。

できるだけ、地元の施設に入所することが大切である。人間関係や食生活に変化をもたらさないためだ。子どもたちの面会に便利だからと、子どもの住んでいる近くにある都会の施設を選びたがる家族がいるが、その危険性を知っておく必要がある。

厚生労働省の政策が認知症をつくる

病院や施設での部屋替えもまた、老人を認知症に追いやる危機である。病院では、容態の変化や患者の入退院にともなってひんぱんに部屋替えをするが、老人は出入口の方向やベッドの向きが変わっただけで混乱することを、もっと知っておくべきだ。その恐れのない若い人を移動させて、老人は移動させないようにすべきだろう。

老人施設でも、部屋替えはしないというのを原則にすべきである。「ユニットケア」に名を借りて、認知症の進行によってユニット替えをしている施設があるが、これなどはわざわざ認知症をつくっていると言ってよかろう。

ある特養ホームでは、60人の入所者を4つのユニットに分けた。重度認知症ユニット、軽度認知症ユニット、重度障害ユニット、軽度障害ユニットの4つである。これによって老人は、認知症が出てくると軽度認知症ユニットに移され、さらに認知症が深くなると重度認知症ユニットに移されることになった。

よりによって、認知症が進んできたときに環境も人間関係も変化させてしまうのだ。しかも、本人にとっては理由もわからず突然に、である。こういうのは、私は「ユニットケア」ではなくて「施設内アパルトヘイト」と呼びたいと思う。

かつて「老人保健施設」は、病院を退院した老人を収容して4カ月間リハビリをし、家庭に帰す施設として、全国に続々と建設された。しかし、「病院と家庭との中間施設」とか、「リハビリ」といった耳障りのいいことばとは裏腹に、4カ月で退所を迫られた老人は、病院や次の老人保健施設へと次々にタライ回しにされた。

その結果として、発病して入院して以来、幾度となく環境を変えることで、多くの認知症老人や、認知症とまでいかないものの大量の〝無気力老人〟をつくり出した。そして、いまや皮肉なことに、老人保健施設の多くは、家庭から特養ホームに入所するまでの〝中間施設〟となっているのだ。

厚生労働省の官僚や〝有識者〟たちが、机の上で考え出した制度や政策が、逆に認知症老人をつくり出すのは珍しいことではない。

グループホームもその典型だ。ジャーナリストも文化人もこぞって、グループホームを「認知症老人ケアの切り札」と持ち上げたし、政治家のなかには「グループホームの鳩山」なんてキャッチフレーズで都知事選に出た人までいたくらいだから、知らないということは恐ろしい。

なにしろグループホームは、軽い認知症の人しか入所させてくれない。それは、もっとも困っている深い認知症老人や家族を相手にしてくれない、ということだけではない。いま入所している人も、認知症が進行したら退所させられるのだ。

あるグループホームの代表は、地域住民の参加したシンポジウムで、介護家族の「最期まで看てもらえるんでしょうか」という会場からの質問にこう答えた。

「グループホームは家庭的なケアをするところですから、家庭的雰囲気を守れないような人は出て行ってもらいます」

家庭的雰囲気を守れるような人なら、家庭で看られないのか、と皮肉のひとつも言いたくなるではないか。実際に、デイサービスに毎日通い、同じデイのスタッフによるショートステイを使い、いわば自宅という〝本宅〟とデイという〝別宅〟をうまく使い分けて、重度といわれる認知症老人をターミナルまで支える実践が積み重ねられているのだ。

「家庭的」という排他性が認知症をつくる

グループホームは「家庭的」という美名の下で、家で暮らせる可能性のある人を家から追い出す口実になっていると言ってもいい。まして、認知症が進んだときに退所させて、環境の激変をわざわざもたらすのでは、認知症を進行させる制度だと言われてもしかたがあるまい。

事実、家庭からグループホームに入所した日の夜、眠らないでウロウロしたからといって、退所を通告されたという話まである。突然、見も知らぬ場所と人に囲まれた日の夜に、グッスリ眠れるような人が認知症老人だろうか。

しかし考えてみれば、近代の核家族の家庭は、障害児も精神障害者も老人も、施設に委ねることによって成り立ってきたのではなかったか。そういう意味では、重度の認知症老人を退所させることで成り立っているグループホームはまさしく〝家庭的〟なのである。

「老人保健施設こそターミナルケアを」というのが私の主張である。老人保健施設が生き残るには、ショートステイとデイを中心とした「在宅生活応援施設」となること。つまり、自宅という〝本宅〟での生活を支える〝別宅〟としての役割を果たすことと、ターミナルケアまで支える施設になっていくより他はないだろう。

片や、在宅という環境を変えないための役割、片や、入所せざるをえないなら、入所した施設という環境を一生変えないための役割である。ターミナルケアを引き受ける老人保健施設が少しずつ増えている。いいことだ。

グループホームという制度（正式には認知症対応型共同生活介護）は、問題だらけだ。しかし、本当に困っている深い認知症老人と家族のために、認知症老人のケアの原則を守ってケアしていこうとしているグループホームもたくさんある。

そうしたグループホームのスタッフたちは、より良い認知症老人の介護がしたくて、何か使える制度はないかと調べたら、不十分ながらもグループホームという制度があったのでこれを使うことにした、という人たちなのだ。決して制度があるから始めたのではない。困っている人のニーズと、やりたいと思うケアがあったから始めたのだ。制度は手段でしかない。

7つの原則のうち、①を見てみるだけで、現在の制度や介護のあり方が問題をはらんでいることがわかってくる。

私たちが訴えたいことは単純なことだ。認知症老人の介護を原則の側から考えよう、ということだ。制度や介護する側の都合、手前勝手な理念から出発するのではなくて、老人をダメにすることはしない、という単純なことから出発したいのである。

第2章　原則②――生活習慣を変えない

老人の生活習慣を断念させるベッド

〈序〉の最初に、「7原則とはいっても1つのことだ」と書いたが、それにしても原則の「①環境を変えない」と「②生活習慣を変えない」は同じようなもので、わざわざ2つに分けなくてもいいのではないか、と思われるかもしれない。

あえて2つに分けたのはなぜか。それは、入院や入所、転居といった環境の変化がどうしてもやむをえないときの方法論を提示するためである。環境を変えざるをえないからこそ、「生活習慣を変えない」ということをしなければならないからだ。

目に見える環境の変化に対して、目に見えない生活習慣は、たとえ遠く離れた町に転居しようとも、継続することは可能なのだ。しかも高齢者ほど、生活習慣のなかでも日常的で具体的なことが生活のなかで大きな割合を占めるから、生活習慣を継続することはそれほど難しくはない。問題は、介護職、とくに専門家が、そんな日常的で具体的なことの持っている大きな意味に気づいていないことである。

日本の老人の生まれてからの生活習慣を、ある日突然、断念させたのが、やはり病院である。例えば、脳卒中の発作で倒れて救急車で病院に運ばれる。意識が戻ったとはいえ、もうろうとしている老人は、ベッドの上で起き上がったり立ち上がったりしようとする。

畳に布団なら安全なこの動作も、病院のベッドでは危険だから、病院のスタッフはそれを禁止しようとする。「ゴソゴソしちゃダメよ」というのは看護職の口グセになっているのだが、ヒトはゴソゴソしなければ気が狂ってしまう。ゴソゴソはヒトの主体性の基本なのだ。だから、老人は言うことを聞くはずがない。

そうなると、薬で動けなくするか、手足を縛《しば》るかということになる。老人はあっという間に廃人のようにされてしまう。

近代医療を信奉する医者や看護師は、病院の近代的空間やベッドが老人の生活習慣を断念させているものだとは、思ってもみなかったのだろう。それどころか、自分たちは畳と布団という前近代的生活をしている老人に、近代という恩恵を与えているのだから、ベッドという近代的なものに適応できない老人の側こそ問題だ、と考えているらしい。

なにしろ、「老人がベッドの上で立ち上がって危険だというなら、ベッドをしまいこんで床に布団を敷けばいいじゃないか」と発想できたのは、近代から離れている人たちだった。特養ホームのシロウト寮母や、田舎の診療所のおばさん看護師たちだ。彼女たちは、「近代」を老人に押しつけたりはせず、老人の生活習慣の側を大切にしたのだ。

「全室個室化」は社会の敗北の象徴

近代を押しつけるという点でいえば、厚生労働省によって強制されている特養ホームの全室個室化もその典型である。

「老人問題」とは、「老人の問題」ではなく、老人という世代に他の世代がどう関わるかという問題であり、さらに、老いを内在化した社会をつくれるのか、われわれが老いを内包した生き方ができるのか、という問題なのだ。特養ホームの全室個室化の強制は、その課題に日本社会が失敗してしまったことの象徴だと言えるだろう。

個室を推進し、それだけではなく、権力といっしょになってまでそれを強制する人たちが、善意であることは疑いない。それが老人にも幸せだと思い込んでいるのだ。

なにしろ、彼らのスローガンのひとつは、「自分が入りたいと思う施設に」というものだ。これこそ「自世代中心主義」の典型である。この「自世代中心主義」ということばは、文化人類学者のレヴィ＝ストロースがヨーロッパ中心主義を批判して使った「自民族中心主義」に刺激されての私の造語である。

ヨーロッパ人たちが、アジアやアフリカの〝未開〟な民族の固有な宗教や文化を破壊して、キリスト教とヨーロッパ文明を押しつけたのと同じように、現代の日本の彼らは、老人に〝近代的自我〟を押しつけているのだ。

老いとは、近代的自我が解体されて、生き物へと回帰していく過程である。だから、認知症が深まれば深まるほど、個室というプライバシーよりは、生き物同士の共感を求め始めるのだ。

特養ホームで夜勤をしてみるといい。消灯時間になってお茶でも飲もうかと思っていると、廊下の片側の個室から、寝つけないらしいおばあさんが出てくる。不思議なことに、同じ時間に廊下の反対側の個室からも、ひと寝入りして目覚めたおばあさんが出てくる。ナースステーションまでやってきた2人が、それぞれ何やら訴えて、部屋に帰るよう説得しても聞く耳を持たない。

そこへ、話し声を聞きつけて3人目のおばあさんもやってくる。こうなるともうだれも帰らない。3人のそれぞれの訴えはどこへやら、3人は会話にならない会話を続けている。その挙げ句、やむなくナースステーションの一角にスタッフが敷いた2枚の布団に、3人がくっつくようにして眠りにつくのである。

1人で眠りたい人もいる。それでは落ちつかない人もいる。個室で落ちつく人もいれば、独房と感じる人もいる。1人でいたい夜もあれば、淋しくて、人とくっついてはじめて落ちつく夜もある。老人はさまざまだし、その日の状態によっても違う。まして老人は、大家族に生まれて、親子兄弟が同じ部屋に並んで寝て育ってきた世代だ。障子やふすまで隔てられた日本の家で暮らしてきたので、個室の経験はほとんどない。そんな老人を個室に入れることは、認知症老人のケアの原則に外れることなのだ。

ちなみに私は、個室が全く必要ないとか、大部屋がいいとか言っているのではない。個室もあっていい。夫婦用に、2人部屋も必要だろう。個室か大部屋かという、二者択一にこだわっているのではないのだ。日本には、障子やふすまで隔てられた空間があるではないか。何をしているかはわからないが、人の気配は感じられる。引き戸を開けば人のいることが確認できる。それくらいが、日本の認知症老人にはいちばん落ちつけるのである。

実際、1人部屋、2人部屋、そして引き戸で仕切れば〝個室〟になる4人部屋の、3種類の部屋を用意した新設の特養ホームは、入所してくる老人に好きなところから入ってもらったところ、4人部屋からうまっていった。個室に入った人も、4人部屋の空きを待っているという。

近代的自我を持っている者だけが人間なのだ、と信じている人たちは、老いや認知症はあってはならないものだと考えているか、見ても見ないふりをしているのだろう。近代的自我の崩壊は悲惨なもので、非人間的世界だと思っているからに違いない。しかし、私たち現場の介護職が実感しているのは、老いや認知症は、狭い近代的自我から解放されていくことではないか、ということなのだ。

大浴場が老人を「機械浴」に追い込む

施設入所という環境の変化が、老人を認知症に追い込まないためには、生活習慣をできるだけ変えないことだ、と述べてきた。しかし多くの老人は、施設入所という空間の変化だけではなく、生活習慣の変化まで強いられることになってしまう。その典型がお風呂である。

施設の風呂というと、段差のない温泉のような広い浴槽が常識のようになっている。しかし、これほど非常識なことはない。日本の老人は公衆浴場や温泉に慣れているから、大浴場が生活習慣を変えるというわけではない。そうではなく、こうした段差のない広い浴槽は、身体に障害のある老人にはもちろんだが、機能の低下した老人にはもっとも入りにくく危険なものなのである。

認知症老人は足腰には問題がないのだから、少々入りにくい風呂でも問題はないなどと思ってもらっては困る。なにしろ、日常生活動作が自立している老人が入所しているケアハウスの風呂で、2人の老人が溺死する事故が起きているのだ。広い風呂では足がブロックできず、浮力がかかって足が浮いて頭が沈んでしまう。1人が溺れそうになったのを、もう1人の男性入所者が助けようとして、2人とも死亡したらしい。

入浴姿勢だけではなく、浴槽への出入りも難しいため、認知症老人といえどもこうした風呂には入りにくくなる。その結果、機械で入る〝特浴（特殊浴槽）〟に入れられることになってしまうのだ。〝特浴〟はこれまでの入浴習慣を断念させるものだ。おそらく80歳、90歳になって初めて体験させられるものだろう。1日のなかでもっともリラックスして、自分を確認できるお風呂の時間が、緊張と不安をつくり出してしまうのでは、認知症のケアをやっているとはいえないだろう。

東京都下のある施設は、施設長が講演で聴衆を感動させる話をすることで知られているのだが、入所老人全員が〝特浴〟で入浴させられているという。できるだけ生活的な、つまり家庭と同じ一人用の浴槽を使って、特浴利用者がほとんどいなくなっている施設がいくらもあるなかで、全員特浴というのはどう考えても、旧態依然たる安静看護の枠から一歩も出ていないとしか思えない。

施設長の語る「まごころ」や「福祉の心」が、具体的な方法論につながっていないのである。こういうのを欺瞞というのではないか。「まごころ」というのなら、「まごころのある介護」はそうでない介護とどう違うのかを、具体的に示さねばならないはずだ。

排泄行動の継続のための工夫を

特養ホームに入所してきたトヨノさん（83歳、女性）は、なかなかトイレの場所が覚えられない。部屋を出てきて廊下をウロウロしているのを、スタッフが気づいてトイレへ案内すればいいのだが、気がつかないと、廊下の隅でしゃがんで用を足してしまう。昼間はちゃんと行くことも多いのだが、夜になるとわからなくなるらしい。

スタッフの話し合いの席で、入所前、彼女の自宅を訪問したスタッフが、あることを思い出した。家ではベッドから起きて部屋を出ると、枕元の方向にトイレがあったというのだ。しかし、現在の部屋のベッドの位置では、トイレは足元の方向になっている。

「そういえば、（枕元にあたる）談話室のほうでウロウロしていることが多いわね」というスタッフの声もあり、同室の頭のしっかりしたTさんと、ベッドの位置を代わってもらうことにした。それなら、枕元の方向にトイレがあることになる。それ以来、トヨノさんの廊下の隅への放尿はほとんどなくなった。

ヤスオさん（90歳、男性）が、初めてのショートステイでやってきた。認知症は深かったが、訪問看護の対象にもなっていたし、施設の行事に参加してもらったこともあった。本人も、顔見知りのス

トヨノさんのベッドとトイレの位置

自宅でのベッドとトイレの位置

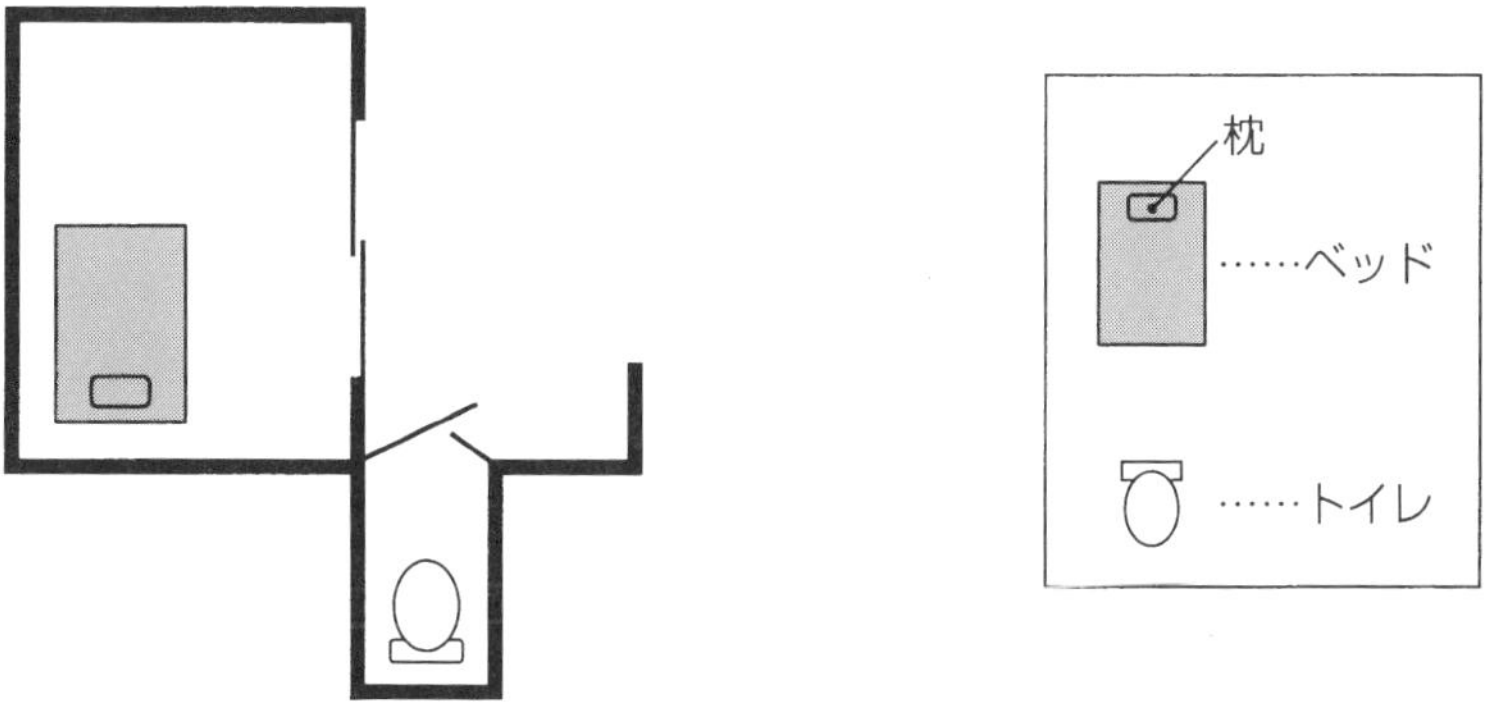

ベッドの位置を変更したあとのベッドとトイレの位置

入所直後のベッドとトイレの位置

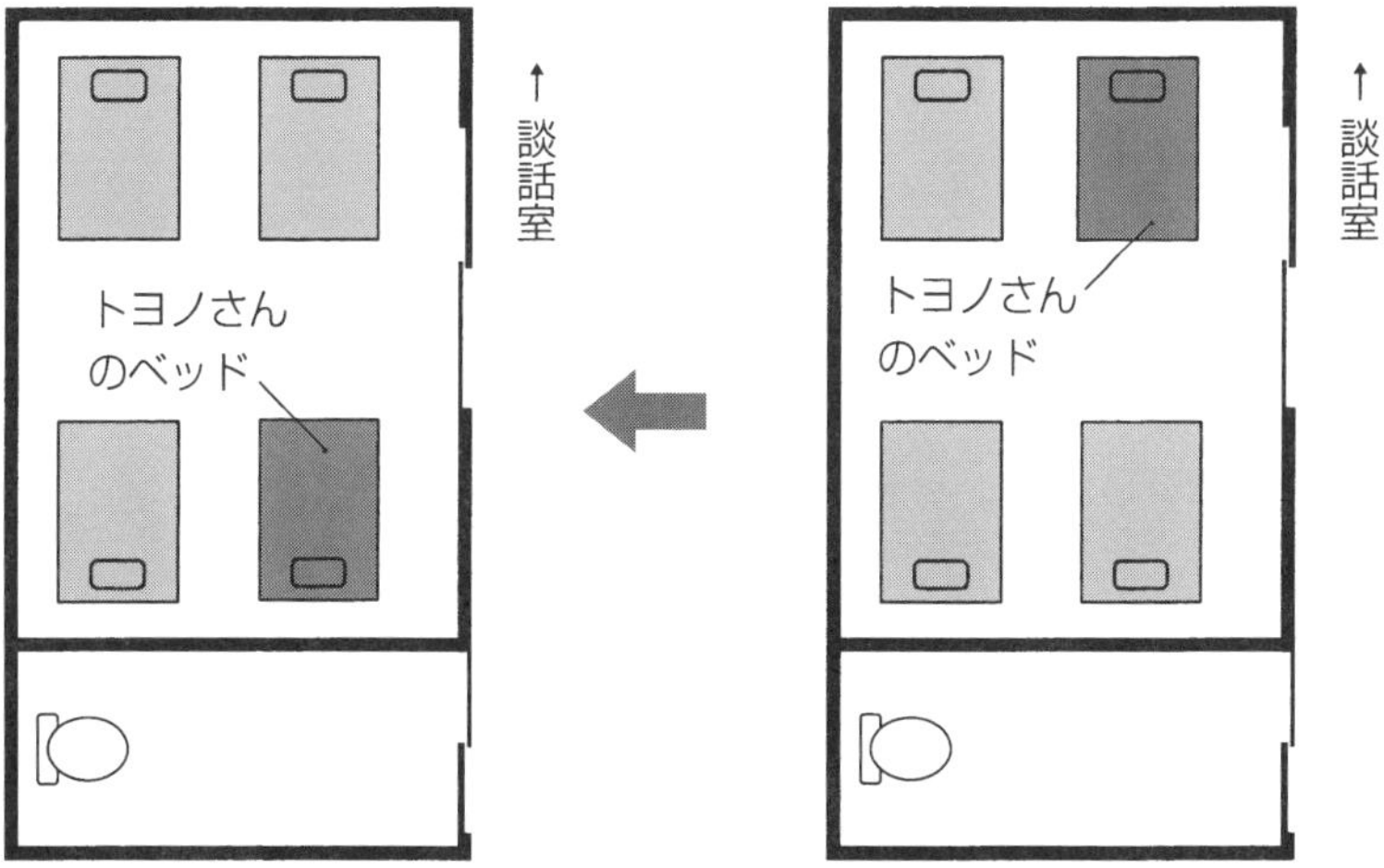

※自宅と同じ位置にトイレがあるので、ちゃんとトイレで用を足せるようになった。

※自宅と同じように、部屋を出て右側にトイレがあるのだが、本人は枕の側にトイレがあると認知していたため、談話室の方向に歩いていき、用を足してしまった。

タッフがいるせいか、夜も落ちついて熟睡してくれた。

ところが、朝になって、早出の職員が〝異変〟に気がついた。ヤスオさんのベッドサイドのポータブルトイレは全く使われておらず、代りに、ベッドサイドのゴミ箱に尿が溜まっていたのだ。

スタッフは困惑した。というのも、先に挙げたトヨノさんのトイレの位置をめぐる経験があったため、入所前訪問の情報は全員が共有することになっていた。

会議で報告された排泄についての情報は、次のとおりだった。尿意も便意もあり、トイレには歩いて行けるものの、夜はベッドサイドのポータブルトイレを使用している。ポータブルトイレの位置はベッドの右側に降りて右側、つまり頭の側である。

施設に入所したら、介護力もあることだから夜もトイレまで同行したらどうか、という意見もあった。しかし、身体機能的には可能でも、急に生活習慣を変えないほうがいいだろうということで、しばらくは家と同じ位置にポータブルトイレを置くことにしたのだ。名前は覚えていないものの、顔見知りの訪問看護師が朝夕の2回は顔を出すことにしたし、受け入れ態勢に抜かりないはずだった。

家族に電話をして、これまでにそんなことがあったか尋ねてみたが、「間に合わなくて漏らすことはいつものことですけど、ゴミ箱で用を足すなんてことは一度もありませんねえ。いったいどうしたんでしょうかねえ」と不思議そうだったという。

その日の夜は、ポータブルトイレの位置を変えてみることにした。足元の、夕べ放尿したゴミ箱があったところにポータブルトイレを置き、ポータブルトイレのあった頭側にゴミ箱を置いてみたのだ。するとどうだろう、またしてもゴミ箱に放尿していたのだ。

細部にこそ神は宿る

「これは、ポータブルトイレの位置の問題じゃないね」ということになった。この問題でも、やはり入所前の家庭訪問が役に立った。「ひょっとして」と、訪問したスタッフの一人が言った。「色のせいじゃないかしら」。

彼女によると、家で使っていたポータブルトイレの色は青だった。施設のものは白で、ヤスオさんが放尿しているゴミ箱が青色だったのだ。

すぐに青色のポータブルトイレ探しが始まったが、施設内にはなく、ヤスオさんの家まで行って借りてくることになった。青色のゴミ箱は木目調のものに替えられ、再びベッドサイドの頭側に青いポータブルトイレが置かれた。そして3日目の夜にしてやっと、ヤスオさんはポータブルトイレに放尿できたのだった。彼は、ポータブルトイレを形ではなく色で識別してきた

ヤスオさんのベッド回り

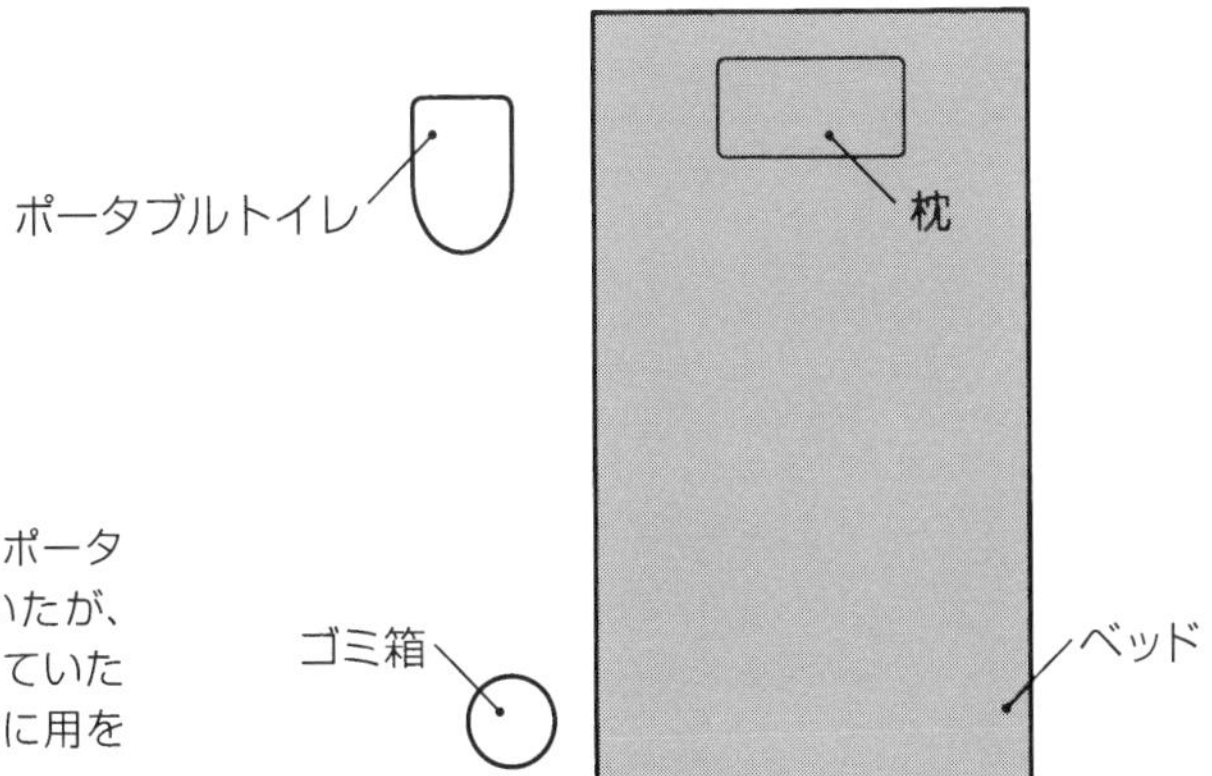

※自宅と同じ位置にポータブルトイレを置いたが、色によって認知していたため、青いゴミ箱に用を足してしまった。

のである。

家庭訪問は重要である。それは利用者の生活習慣を肌で感じ取ってくることだ。私は、施設スタッフだった時代に、100人近い人の家庭を入所前訪問したが、いまでも一人ひとりの家の、玄関を入ってからの道筋と、寝室の雰囲気をリアルに覚えている。そして、ここに取り上げた2人の経験は、「細部にこそ神は宿る」ということばを私に思い出させる。

第3章

原則③——人間関係を変えない

施設入所には「歓迎○○様」の貼り紙を

いまから述べる原則の「③人間関係を変えない」も、「①環境を変えない」「②生活習慣を変えない」と同じではないか、と思う人がいるかもしれない。しかし、施設入所や転居によって環境を変えざるをえない場合に、生活習慣と同じように、人間関係は継続することができるから、老人を認知症に追い込まないための大きな武器になるのだ。

さらに、環境が変わらなくても、人間関係の変化が認知症をつくり出すことを知らない介護関係者が多すぎることも、第3原則をあえて独立させている理由である。

深い認知症老人が、私たちの名前もわかっていないし、顔も覚えていないからといって、人間関係の変化が影響を与えないだろうと思っていたら、大きな間違いだ。わかるとか、覚えているというのは意識の世界での話である。その意識の何倍もの領域を占めている無意識の世界が、老人を落ちつかせたり、混乱に追いやったりするのだ。そして、人間の無意識にもっとも大きな影響を与えるのが、じつは人間なのである。言い換えるなら、介護している私たち自身なのだ。

施設入所は、老人にとって環境が急激に変化するだけでなく、それまでの人間関係から遠ざかり、ときには失って、全く新しい人間関係をつくり上げていくという課題に直面させられることだ。しかし、環境の変化と違って人間関係の変化には、ゆっくり時間をかけることができる。環境が急激に変化するときほど、人間関係を変えない、またはゆっくり変えていくことが必要とされているのだ。

施設入所のときに必要なのは、入所前に入所してからの人間関係を先取りすることと、入所後に入所前の人間関係を継続することである。

私が勤めていた特養ホームで、入所予定者に必ず入所前訪問をしたのは、本人の意志の確認や、生活空間、生活習慣の情報入手と並んで、人間関係をつくることが目的だった。訪問は3〜4人で行くのだが、入所予定の老人に覚えてもらうのは、1人に限定したほうがいい。1人でも名前を覚えるのが難しい場合でも、印象に残るような個性的な人がその役割を引き受けるといい。

うちの施設は、女性の主任生活指導員がその役割で、「私が待っているからね」と顔を見せ、できたら名前も覚えてもらってくる。老人は施設の名前なんかより、自分を待っていてくれる彼女の顔をイメージしてやってくる。

もちろん、玄関まで彼女が迎えに出る。すでに入所している人に知人か友人がいれば、その人も出迎えに出てもらう。玄関には「歓迎○○様」と書かれた紙が貼ってある。たった1泊しかしない旅館でさえやっていることだ。人生の一大事の施設入所に、それくらいのことはやろうではないか。もっとも、本人はそんなこちらの気遣いを察してくれないことが多い。それどころか、入所の前後のことをほとんど覚えていない人も珍しくない。いくら大変な人生を経験してきた人にとっても、施設入所はまた特別なのだろう。

入所してしばらくは、「困ったことがあったら私に言ってね」と、窓口を主任生活指導員1人に限定する。彼女が休みの日には、必ず〝代理〟を立てる。私がその代理の役になることが多かったが、老人の訴えはほとんどなかった。頼りにしている人が、いつになれば出てくるかがわかっていれば、待つことができるのだ。もっとも、私が頼りにならないと思われていたのかもしれないが。

入所前にショートステイで顔見知りになっていれば、新しい人間関係への移行はよりスムーズにいくだろう。逆に言うと、将来、施設入所になるかもしれない老人のショートステイは、施設スタッフや入所老人との事前の人間関係づくりだ、ということを意識して行われるべきだろう。

施設と同じグループの、訪問介護やデイサービスの利用者であれば、そのスタッフに協力してもらうといい。前章のヤスオさんのケースでも、訪問看護師が朝夕2回、顔を出していたのを思い出してもらいたい。「施設」と「在宅」で仕事を分けたりしないで、老人の人間関係の継続のために〝相互乗り入れ〟をするのだ。

入所後の面会は毎日でも

入所前までの人間関係を、入所後にも継続するために、家族や知人、地域の人、在宅で関わっていた介護スタッフに協力してもらわなければならない。

家族の訪問は、入所直後にはとくに欠かせない。施設によっては、「早く施設に慣れてもらうために」という理由で、入所後一定期間は家族の訪問を遠慮してほしいと言うところもあるが、これは間違いである。むしろ、早く施設に慣れてもらうためにこそ、家族の面会によって、空間的距離は離れても、人間関係の距離は保たれていることを実感してもらうことが必要なのだ。

入所直後の面会は、可能なら毎日でもいいし、できたら泊っていってもらってもいい。ある深い認知症のある男性（79歳）は、心配して毎日訪問にやってくる娘に、5日目に「もう大丈夫だから、毎日来なくていい」と言ったという。「そんなことを父が言えるとは思わなかった」と娘は驚いていたが、自分が家族から見捨てられたわけではないことを理解したのだろう。

知人や近所の人にも来てもらおう。訪問していたヘルパーや看護師にも顔を出してもらおう。そして、在宅での介護経験からのアドバイスをもらえる間柄になっておくといい。

引っ越しには「老人クラブ」と「県人会」

転居は人間関係を根こそぎ変えてしまう。しかも、転居地が離れていると、ことばも文化も違っているため新しい人間関係をつくりにくく、老人は家から出なくなって「閉じこもり症候群」となり、寝たきりや認知症に至るケースが多い。

「閉じこもり症候群」という概念を提出し、私たちに、寝たきりと認知症の発生のメカニズムを教えてくれた竹内孝仁は、次のように書いている。

私はこうした転居高齢者の危険性（寝たきり・痴呆）を防ぐため、全国老人クラブ連合会に呼びかけて、「転居者を救う運動」を始めている。全国どこでもある、なお幸いなことに高齢者率の高い過疎地ほど加入率の高い『老人クラブ』という全国組織を活用して、たとえばA地区からB地区に転居していく高齢者がいると知ったら、行き先の地域の老人クラブに紹介状を兼ねた通知をあらかじめ送っておく。受け手は引っ越しの日を待ちかまえて〝ようこそわが町へ〟と受けいれる。平成七年より始まったこの活動は、まだ十分に行き渡っているわけではないが、実際にこれを利用した人は元気に過ごしているという報告が相次いでいる。

『介護基礎学』

個体還元論による認知症論を根拠とした「認知症予防活動」なるものを行っている行政があるが、本当にすべきことはこういうことなのである。

広島から、東京郊外の長男のマンションに引きとられたTさん（81歳、男性）は、膝痛がときどき出て歩きにくい程度だったのに、全く外に出なくなった。地理もよくわからず、知り合いもいないし、ことばも違っているため、閉じこもってしまったのだ。心配した家族が、広島県出身の同世代の人を探し出して、家を訪ねてもらったところ、広島弁同士で長いあいだ話をし、その人に誘われて旅行に出かけるようにもなって、知り合いもできたという。

各地の県人会が、ボランティア活動でこうした役割を果たせるようになればいい、と私は考えている。老人の引っ越し先の老人クラブや県人会に連絡をとってみよう。

デイの職員がショートステイも

在宅でのヘルパーの交代も、慎重でなくてはいけない。月に何度とか、週に一度くらいしかやってこないPTやOT、看護師の場合はそれほどでもないが、週に複数回、同じヘルパーが来ている場合には、ヘルパーが代わると、老人を落ちつかなくさせたり、ときにはパニックを引き起こすことさえある。

認知症老人の場合には、慣れ親しんでいるヘルパーは交代しない、というのが原則である。どうしても交代しなければならないときには、施設入所と同じように、新しいヘルパーが事前に顔を出して、人間関係をつくっておくことだ。果たして相性が合うかどうか、試してみることができるからだ。また交代した後にも、以前のヘルパーが顔を見せるといった配慮も必要だろう。

施設での部屋替えやユニット替えが、人間関係の一斉の変化をもたらすことは言うまでもない。これも、原則としてすべきではない。前章で述べたように、ユニットを機能別に分けて、認知症が進行したらユニット替え（これを〝ユニットの適正化〟と言うのだそうだ）するなどというのは、言語道断である。

施設をたくさん持っている大きな法人では、年度末に一斉に職員の配置替えをするところもあるが、これも無神経極まりない。認知症老人にとっては、ある日突然、世界が一変するようなものである。これまた何度でもくり返して言うが、職員の名前も覚えていない認知症老人だからこそ、やってはいけないのである。

しかも、年度末といえば日本では3月末だから、第V部で述べるように、この季節は認知症老人がもっとも落ちつかなくて、問題行動が多発する時期である。そんなときに、人間関係が大きく変化し、しかも慣れない新しいスタッフがケアに当たるのだから、わざわざ認知症老人をつくっているようなものである。

ショートステイもまた、家族やヘルパーとの人間関係が、施設スタッフのそれに代わることだ。だから、認知症老人がショートステイを利用するたびに落ちつかない、という話が多いのも無理はない。

私は、デイサービスとショートステイの一体化を主張している。老人施設では、入所ケアのスタッフがショートステイを担当することが多いが、本来は建物も人員配置も、デイサービスとショートステイを一体にすべきなのだ。スタッフは、施設ケアと在宅を支えるショートステイとの矛盾に悩むことがなくなる。なにより認知症老人にとっては、顔見知りのデイのスタッフのいる場所で「今日はお泊り」と、デイの継続のようにしてショートステイに入っていけるのだ。

私が知っている多くの宅老所（デイサービスとグループホームの制度を使って、もっとも重い老人を希望があれば最期までケアしようとする運動体）は、デイに通っている老人のために、介護保険外でショートステイを行っている。介護保険の制度に入ってしまうと、空きベッドをつくるわけにはいかず、デイ通所者の緊急のショートステイのニーズに応えられないため、家族との直接契約で行っているのである。デイに通ってきている認知症老人が、ショートステイで立派な老健施設に行くたびに、落ちつかなくなるのを見かねて始めたという。

介護者が媒介になって関係づくりを

施設入所や転居がなくても、老化にともなって人間関係は否応なく減少していかざるをえない。施設に入らなくても、別居して長い親子や親族は、介護が必要になったころには互いに疎遠化していることも多いし、介護が長びいていけば家族も高齢化していき、介護関係を保つことが困難になってくる。

こうした家族関係の疎遠化を防ぐのが、介護保険による介護力の社会化であり、さらに、介護職による家族的関わりや、ボランティアによる〝家族代わり〟の関わりである。認知症老人が最後には家族的関係を求めることは、第7章で詳しく述べたい。

老化にともなって、社会的関係も少なくなっていく。同世代の仲間との死別も重なり、人間関係の喪失が生活空間を狭めてしまう。介護者の仕事は、その失われた社会的関係の代償でもあるのだが、大切なのは、介護者が文字どおり媒介となって、デイサービスやデイケア、地域の高齢者の活動へ参加してもらうことである。

第4章　原則④――介護をより基本的に

「三大介護」が基本

原則の「①環境を変えない」「②生活習慣を変えない」「③人間関係を変えない」が、老人を認知症に追いやらない、さらに認知症をより進行させせないためのものだったのに対し、原則の④は、認知症老人の問題行動を生じさせないためのものである。

「問題行動のほとんどない認知症老人」になれば、回りも困ることはないし、本人も困らない。その基本は健康管理、しかも身体面の健康管理なのだ。

認知症というと精神の問題だと思い込んでしまうのは、心身の二元論的発想をしてしまう近代人の悪い面である。「心身相関」ということばは、老人、とくに認知症老人のためにあると言ってもいい。心理面がすぐに身体面に影響し、身体の調子がすぐに精神に影響を与える。「心身相関」というよりも、日本の古武術で使われてきた「心身不離」ということばのほうがいいだろう。

認知症老人へのアプローチの方法論

医療的アプローチ

人間を個体のさらに一部分の身体として見なす

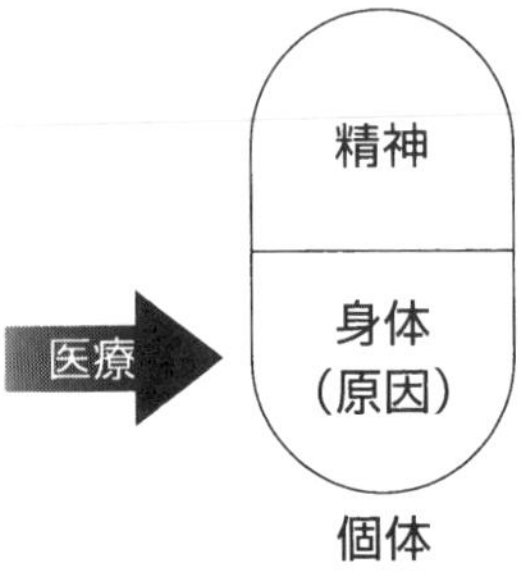

心理的アプローチ

人間を個体のさらに一部分の精神＝意識や無意識として見なす

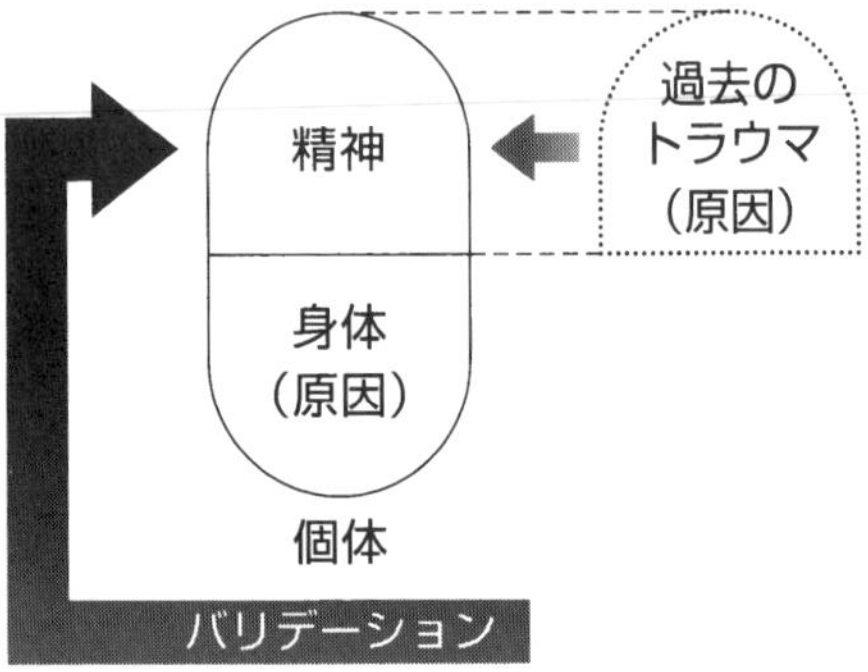

介護的アプローチ

人間を個体としてだけではなく全体としてとらえる。生活によって心身が影響され、さらに心身が生活を形成していく。老化や障害によって老人の生活的世界は縮小していくが、介護者が積極的に関わることで広がっていく。

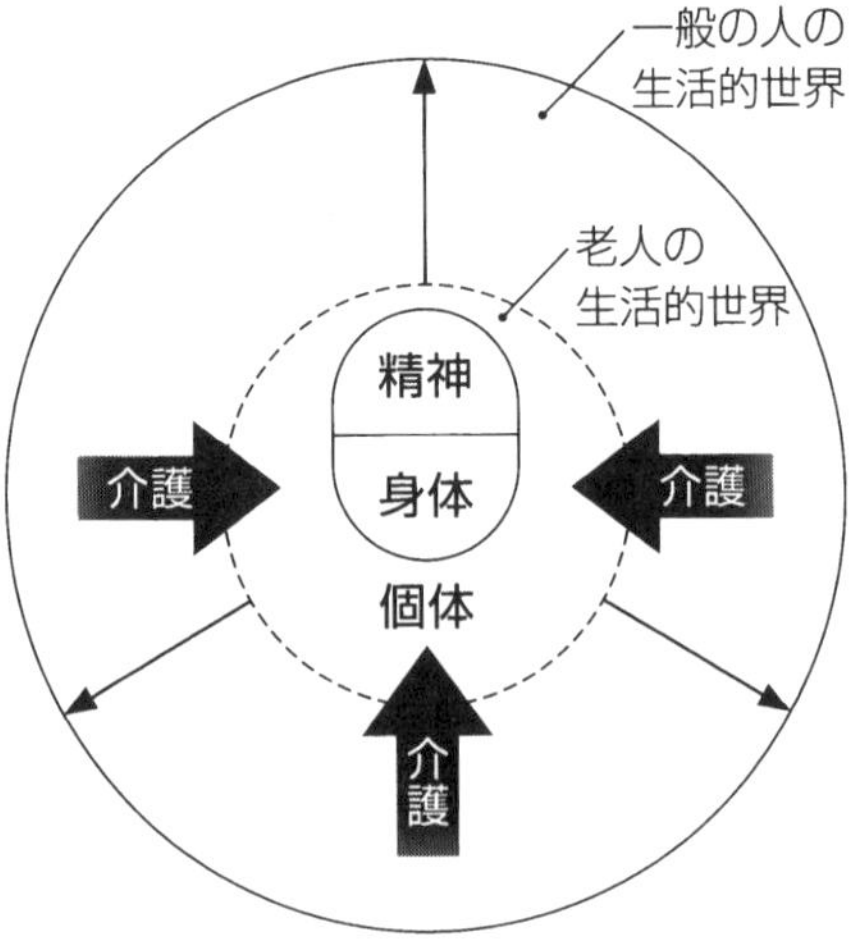

だから、心と身体を分けた近代の専門家よりも、生活から離すことのできない心と身体にアプローチする方法論を持っている介護職こそ、認知症老人を落ちつかせる力を持っているのだ。

そこで、原則の④は、「介護をより基本的に」となる。認知症老人だからこそ、「食事」「排泄」「入浴」のケアを大事にしよう、ということである。

「三大介護」と言われるように、食事・排泄・入浴は介護の基本である。最近、もっと積極的介護をしようとする人たちの間では、これらだけをやっていればいいという消極的介護への批判から、「三大介護」という概念に批判的な言い方をする人もいる。「人間にとって大切なのは、外出したり、人と触れ合ったりということであって、三大介護だけで終わるのは、味気なくて生活とは呼べない」というものである。

その主張はわかるが、それが「三大介護」の重要性を軽んじるものになっては困る、と私は思う。かつての消極的介護への批判をするのはいいが、だからといって、三大介護の手を抜いてもらっては困るのだ。

そもそも、食事・排泄・入浴のケアをちゃんとやっていないから、外出も人との触れ合いもないのだ。外出も人との触れ合いもコミュニケーションも、三大介護とは別にあるのではなくて、それをちゃんと深めることのなかにあるのだ。それは認知症老人でも同じである。いや認知症老人だからこそ、と言ってもいい。

「おいしい」が無意識を落ちつかせる

認知症老人にこそ旨《うま》いものを食べさせてほしい、と私は思う。「〝おいしい〟と言うわけでもないし、表情も変わりません。何を食べたって同じみたいですよ」という人がいるかもしれない。しかしそれは大きな間違いだ。

認知症老人のケアにとって、食事は極めて大切である。ヒトの持っている感覚を基本的なものから挙げていくと、皮膚覚→味覚→嗅覚→聴覚→視覚の順になる。これを、感覚がより高度になっていくという人もいるが、では皮膚覚は低度かということになると、私には違和感がある。ただ、感覚対象が近接したものから遠隔したものになっていく、つまり感覚の高度化ではなくて、遠隔化と言ったほうがいいと思う。

ヒトが発達するときにも、この順番に感覚がつくられていく。生まれてすぐのときには、視覚はほとんどない代わりに、基本的な皮膚覚と味覚はすでにできあがっている。だから、赤ちゃんにはスキンシップが大事だと言われ、哺乳によって口唇や口腔内の皮膚覚と味覚を感じとることによって、心理的な安定が保たれているのだ。

老化過程は発達の逆である。感覚の低下は遠隔化されたものから起こってくる。つまり、視覚、聴覚からだ。目が薄くなり、耳が遠くなる。しかし、皮膚覚と味覚は年をとっても、最後まで残っている感覚なのだ。

他の感覚が低下する分、それらが占める割合が増えていくので、老化し認知症に至るほど大切になってくる。したがって、子どもと同じように老人ケアにもスキンシップという皮膚覚からのアプローチが大事になるのだが、もうひとつ、味覚を大事にせねばならないのだ。

私たちが食べておいしいと思うものを、認知症老人に提供してほしい。自分の口に合ったものを食べることで私たちがホッとして落ちつくように、認知症老人もそれで落ちつくのだ。何が好きだったかは家族に聞いてみるといい。人の味覚は3歳までに決まると言われているくらいだから、その地方の食材や料理、家庭の味つけをできるだけ再現するといい。そういう意味でも、年をとってから生まれ育った地域を離れるのには大きな問題がある。

食べ物が問題行動を起こす

私は広島の生まれで育ちだから、東京の食べ物は塩辛くて口に合わない。牛丼でも、もっと甘さが欲しい。近畿まで行くと薄味になって少しホッとするが、岡山まで行くとそれに甘さが加わってやっとなじみの味になる。

広島と対岸の松山なら安心で、九州まで行くと、今度は甘みが強すぎて口に合わなくなる。だから私は、施設に入るとしたら広島でなくては困る。関東の特養ホームに入所して、塩辛い食事に納豆でも食べさせられると、問題行動を起こすに違いない。

栄養士よ、くれぐれも認知症老人には地元の食材、料理、味つけをメニューに組み込んでほしい。

栄養バランスやカロリーは二の次でいいから。

介護職よ、認知症だからと、何でも混ぜて口に運ばないでほしい。お粥《かゆ》に薬や乳酸飲料まで混ぜる人がいるが、できたら自分もいっしょに食べながら、自分なら次は何が欲しいかを考えながら食事介助してほしい。老人のことばは出なくても、おいしいと感じていることが、食べる早さや、わずかの表情の変化でわかるようになるはずである。

味覚だけでなく、食事の雰囲気も大切だ。老人の世代の多くは、大家族で食事をしてきた人たちである。一人で食べるのでは孤立していると感じるだろう。仲間のなかにいるという安心感、所属欲求を満たすには、食事場面くらい最適なものはない。ときには宴会でもあればもっといい。だから、「だれと食べているかもわからないのだから」などと言わないで、認知症老人こそ食堂や宴会に誘ってほしい。わかるとか、覚えているというのは意識の世界のことであり、認知症老人にとって大切なのは無意識の世界が落ちつくことなのだから。

廊下を徘徊している老人を、私は毎日のように「食事ですから食堂へ行きましょう」と誘いかけていた。素直に応じて車イスに乗ってくれることはまれで、大半は相手にしてはもらえなかった。無理に連れて行って、人間関係を壊してしまっては元も子もない。やむなく、食事時間には彼女のいる廊下の隅に小さな卓袱台《ちゃぶだい》を運んで、そこを彼女の食堂にした。

毎日のように誘っている私に、「どうせ行かないんだから」と言うスタッフもいたが、誘っているのに断っているのと、だれにも誘われないのとでは、意味が違う。誘うというかたちで選択の機会を与え、断るというかたちで主体性を発揮しているからだ。

たまに、なぜか機嫌のいいときには誘いにのって、車イスで食堂に出ていくこともある。そんなときの彼女は、廊下での個食（＝孤食）よりは、心なしか楽しそうだったし、食べる量も多いように見えた。

認知症では尿意はなくならない

前項で、「感覚のなかでは皮膚覚と味覚が老いても最後まで残る」と書いたが、そこで挙げた感覚とは表在感覚のことである。身体の外からの刺激を受容するものだ。感覚には、自分の身体の内側から受容するものもある。それは触覚や味覚よりももっと基本的なものである。尿意や便意もその大事な感覚で、いくら老化しても、認知症老人でも、なくなることはない。

尿意は膀胱の感覚、便意は直腸の感覚で、いずれも脊髄を経由して、大脳の頭頂葉にある感覚野に伝達される。したがって、脊髄損傷といった身体障害でもない限り、これらの感覚がマヒすることはない。

ちなみに、片マヒやパーキンソン病といった身体障害や病気でも、尿意や便意がなくなることはない。私は排泄ケアのための尿意と皮膚感覚のアセスメントを提案している。オムツを当てられて、オムツが濡れているかどうかさえ訴えられない老人がいるが、本来、皮膚感覚がなくなるはずがないことがわかるはずだ。排泄ケアのアセスメントのうちの、「尿意と皮膚感覚のアセスメント」表を次に示す。

尿意と皮膚感覚のアセスメント

	障害・状態	尿意・便意	皮膚感覚	対応
①	老化	○ 尿道括約筋がゆるむことはある	○ なくならない	おむつ不要。尿意・便意がない場合には、回復ステージを使ってアプローチ
②	脳卒中片マヒ	○ 例外を除いては尿意・便意はなくならない	○ 例外を除いては感覚マヒは手足のみ	
③	パーキンソン病	○ なくならない	○ なくならない	
④	痴呆	○ なくならない。識別ができなくなるだけ	○ なくならない	
⑤	下半身マヒ（四肢マヒ）	△ 尿意は消失。でも代償尿意・便意がある	× 訴えられない	おむつを着用していても代償便意でトイレでの排泄が可能なことがある
⑥	意識障害	× 訴えられない	× 訴えられない	おむつを着用していても排便反射時にポータブルトイレでの排泄が可能

では、なぜ認知症老人はあんなにお漏らしをしてしまうのか、と思う人がいるかもしれない。認知症老人の排泄の失敗は、次のいずれかの理由の、1つか2つ以上の組み合わせによる。

(1)感覚の識別ができない。脳に感覚は伝わっているのだが、それが尿意や便意であるという識別ができないため、切迫感だけを感じて、不安そうにウロウロしているうちに、排尿や排便に至ってしまう場合である。

(2)尿意、便意を感じても、どうしていいのかの判断ができない。尿意、便意を識別できても、トイレに行って排泄するという必要な判断ができず、不安そうにウロウロしているうちに、排尿、排便に至る場合である。

(3)尿意、便意を識別し、排泄するという判断はできても、トイレの場所がわからないため探しているうちに、排尿、排便に至る場合である。

したがって、排泄の失敗の理由がどれなのかをアセスメントして、尿意、便意のサインを本人の代わりに察知し、トイレに誘導するケアが求められていることになる。

「おしっこ地図」で待ち伏せケア

特養ホーム清水坂あじさい荘(東京都北区)の実践報告は、そうした排泄ケアの一つである(雑誌

『ブリコラージュ』2003年4月号)。

この施設では、病院や他の施設から入所してくる認知症老人のほとんどが、オムツにつなぎ服という姿でやってくる。しかし、身体拘束のひとつであるつなぎ服は、ここでは使用しない。すると、施設中が排尿でおしっこの臭いだらけになるのだが、そこからスタッフの奮闘が始まる。「おしっこ地図」をつくるのだ。だれがどこで何時ごろに放尿するか調べ、待ち伏せしてトイレに案内するのである。

いまでは臭いもなくなり、スタッフも本人がウロウロする前にわかるようになってきたという。長い生活時間をともに過ごしている介護者、介護職には、何となく老人の気持ちがわかるのである。

介護アドバイザーの下山名月さんがケアしていたアルツハイマー病のTさんは、いつも鼻歌をうたいながらウロウロしている。その歌が、長調から短調に変わるとおしっこだったという。ちょっと目の焦点が遠くなるとトイレを探していることがわかるGさん、歩いているコースが微妙に変わると尿意らしいNさんなど、いろいろである。

屈辱なのは「オムツ交換」ではなく「オムツ」だ

排泄ケアの基本は、トイレに通うことである。もし身体に障害があって、移動に困難があっても、なんとか1人でトイレに通って排泄する。それが無理なら、せめてベッドサイドのポータブルトイレに行けるよう、ベッドの高さや、手すりの位置を工夫することが排泄ケアの第一歩である。これを私は、「排泄ケアのための環境アセスメント」として次に示している。認知症老人もまた、老化や障害によって移動が困難になることがあるから、そんな場合にも、安易にオムツにしてしまわないためにそれを示しておく。

「オムツ交換は老人にとって屈辱的だから、吸収力のあるオムツを使って、オムツ交換の回数を少なくします」という報告を聞いて、私は驚いてしまった。これは、あるオムツを販売する訪問販売員たちのセールストークだったのだが、高名な施設の実践報告にまでこんな文章が載るようになってしまうとは。

果たして、老人はオムツ交換が屈辱なのだろうか。違う。オムツが屈辱的なのだ。70年も80年もの長い間やってきた、トイレで排泄するという当たり前の生活を、いまから断念させられることが屈辱なのだ。その上、そのオムツもなかなか替えてくれないのでは、もっと屈辱的ではないか。

「排泄ケアに時間をとられるよりは、コミュニケーションを大事にしたい」などと書くに至っては、あきれてしまう。介護職はウンコ・シッコに関わってこそナンボだ、と私は思う。そもそも排泄ケアよりコミュニケーションのほうが価値があるという近代的人間観こそが、老人問題をつくり出し、認知症を意味のないものと見なすことになっているのである。

食べたり、出したりといった欲求が低次元なものであり、コミュニケーションや自己実現のほうが高次の人間的欲求であるという、A・H・マズローの「欲求の階層論」に見られる人間観を、私は『関係障害論』（雲母書房）のなかで批判してきた。

そこでも述べたように、老人たちにとって、食べたり出したりした後に「自己実現」があるのではない。今日どう食べるのか、どう出すのかということのなかにこそ、小さな自己実現があるのだ。も

排泄ケアのための環境アセスメント

Ⅰ　起き上がりを保証しているか

①ベッドの幅は広いか（シングル幅 98cm 以上）
②マットが柔らかすぎないか
（床反力が十分あること。エアーマットは身体拘束具だ）
③生理的動作を指導しているか（仰臥位→片肘立位→坐位）

Ⅱ　立ち上がりを保証しているか

①ベッドは高すぎないか（膝関節＋ 12cm 以内）
②移動用バーが取り付けてあるか
（完全自立と全介助の人以外には必要）
③生理的動作を指導しているか（足を引き、十分前屈みになる）

Ⅲ　ポータブルトイレが使えるか

①介護用のポータブルトイレか
（足が引けるか。高さが適切か。台型は不可）

Ⅳ　車イスから便座への移乗を保証しているか

①車イスは適切か
（肘当て・レッグレストの着脱は可能か、など）

Ⅴ　トイレが使えるか

①便座に移乗できるか
（手すりの位置・便座の高さは適切か）

ちろん、そのケアのやり方によっては老人の「自己崩壊」も起こることになる。
「コミュニケーション」という表現が好きなら、私たち排泄に関わる介護職こそが、それを大事にしているのだ。ことばではなくて非言語的な、意識よりは無意識の、そして老人が自分自身と行うコミュニケーションをこそ大切にしている。それは尿意、便意という、自分の身体の中からの声に耳を傾け、判断し、応えることである。オムツは、そのもっとも基本的なコミュニケーションを破壊しているのである。

認知症であろうがなかろうが、排泄ケアの基本については、これまで私がもっとも声を大にして訴えてきたことだ。以下に簡単にまとめておく。

(1)トイレに行きたいと訴えたり、その徴候に気づいたら、たとえ食事中でもすぐにトイレに誘導する。便は座位で前傾の姿勢が生理学的に基本である。これを「排泄最優先の原則」という。
(2)訴えられない人も含めて、朝食後の排便反射が起きやすいときに介助、案内して、座ってふんばってもらう。

たとえ尿意や、オムツが濡れているかどうかという皮膚感覚がなくなっていても、アプローチによって回復することは可能である。次頁に「オムツ外しのための尿意回復ステージ」を掲載する。

おむつ外しのための尿意回復ステージ

ステージ	状態	皮膚感覚	排尿感覚	尿意	必要な援助
Ⅰ	おむつが濡れているかどうかわからない	×	×	×	濡れているかどうかをそのたび聞き、おむつの中の感覚に意識を向けさせていく。わかるようになったら、濡れたらすぐ知らせるように頼む
Ⅰ'	聞けば、ほぼ濡れているかどうかがわかる	△	×	×	（同上）
Ⅱ	おむつが濡れていることがわかり訴えるが、尿はすでに冷たくなっている	△	×	×	濡れていると訴えたら共によろこび、濡れたらすぐに知らせてくれるよう頼む
Ⅲ	おむつが濡れていることがわかり訴える。尿は暖かい。排尿している最中にそのことがわかることもある	○	△	×	濡れていると訴えたら共によろこび、尿が出る前に知らせてくれるよう頼む
Ⅳ	時々、排尿の前に知らせることができる	○	○	△	排尿前に訴えたら共によろこび、おむつを開いて尿便器で、またはトイレで排尿してもらうようにする。音をたてて排尿をしてすっきりする感覚を思い出してもらう
Ⅴ	ほぼ排尿前に知らせることができる	○	○	○	排尿前に知らせることができなかった場合、その原因を探し、一つ一つ対応していく
Ⅵ	いつも排尿の前に知らせることができる	○	○	○	おむつ外し成功

（ステージⅠ〜Ⅳ）→ 一定の時間が経っているのにおむつが濡れていない時は、排尿を自分でコントロールするチャンスである。トイレに誘導し排泄をうながす

（ステージⅣ〜Ⅴ）→ 昼間の時間、おむつを外し、防水シーツと敷おむつに、立位歩行できる人は防水性の安心パンツにする。少しずつ時間をふやしていく

（ステージⅤ〜Ⅵ）→ 身体機能に応じて排泄形態を選択していく。

★介助で
尿便器使用＊1
ポータブルトイレ使用＊2
トイレ使用

★自力で
尿便器使用
ポータブルトイレ使用
トイレ使用

＊1……片マヒで片手・片足が使えなくても、よい方の足の膝を立ててお尻をあげ、よい方の手で尿便器を差し込むことは十分可能である。
＊2……ベットの高さを適切にし、市販の移動用バーの手すりを使い、ポータブルトイレ用のフレームを設置すれば、多くの老人がポータブルトイレの使用が可能となる。

入浴ケアの基本を認知症老人にこそ

三大介護のもうひとつは、入浴ケアである。入浴ケアの基本は家庭と同じような小さな浴槽、それも洋式や和洋折衷型ではなくて、和式の浴槽を半埋め込みで使用することである。

これが、足の力の弱った老人や障害を持った人でも、1人で、または一部介助で入れる入浴の条件である。生理学的介助をマスターすれば、立てないくらい足の弱っている人でも、浮力を使って湯舟から出ることができる。

そしてこれは、原則の「②生活習慣を変えない」のためにも必要である。もっとも、いまの老人は家庭の小さな風呂よりも、銭湯の大きな浴槽に入ってきた世代かもしれない。しかし、大きな浴槽、とくに完全埋め込み式の浴槽が、老化した人にとって危険きわまりないものであることは、すでに原則②で述べた。

理想的な風呂

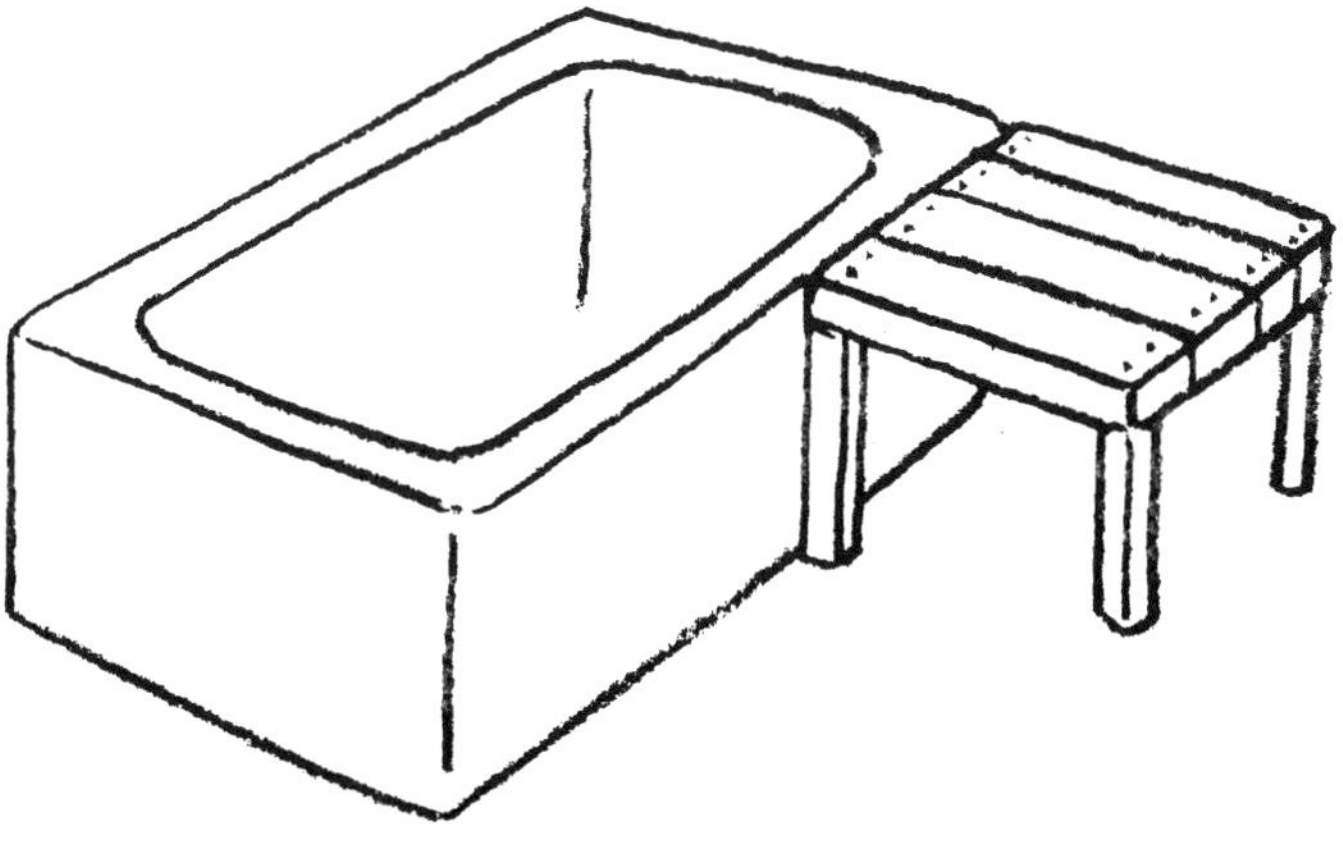

身体に障害はないとはいえ、認知症老人は老人である。危険な風呂に入れるべきではない。いまは大浴槽に安全に入っているように見えても、足が弱ったときに入浴法を変えるのは原則②に反することになるから、いまのうちに家庭浴槽に入るという生活習慣をつくっておくほうがいい。

私たちは、深さ60㎝の湯舟を20㎝埋め込み、40㎝の高さに洗い台をくっつけて出入りし、洗体や洗髪も洗い台に座って行ってもらう。こうすれば、床に座るとか、床から立ち上がるといった難しい動作をしなくてすむからだ。

しかし、認知症老人はこの台に座ってもらっても、自分で洗体、洗髪しようとしないことが多い。床にペタンと座ると、自分でゴソゴソ動き始めるのだ。もちろんそれでいい。

第5章 原則⑤―個性的空間づくり

私物をいっぱい持ち込め

ある老人保健施設の認知症フロアには私物が一切ない。4人部屋のなかには、白いシーツのベッドが並んでいるだけだ。それも高さも向きもいっしょのベッドが。

認知症老人が自分のベッドと他人のベッドの区別がつかず、他人の私物を勝手に持っていったりしてトラブルが絶えないため、私物を一切禁じたのだという。

老人は、老化や障害という自分の心身の変化や、環境、人間関係の変化のなかで、どうやって自分が自分であるということを確認していくのだろうか。私は仕事柄、多いときには1年間に150日もホテルに泊まっている。ホテルは近代的で、部屋も毎日掃除してくれ、シーツまで交換してくれて、清潔そのものである。しかし、3日、4日とホテル泊まりが続くと、落ちつかなくなる。熟睡できないのだ。

ところが、久し振りに家に帰るとぐっすり眠れる。わが家はホテルほど近代的でも清潔でもない。しかし、自宅だと落ちつけるのはなぜだろう。

その理由のひとつは、部屋の中に私物があることだろう。部屋の中の物は単なる物ではない。世の中にたくさんある物の中から自分が選んだ物だし、なにより自分と生活時間を共にしてきた物だ。それらに囲まれていて、「ああ、ここは他のだれでもない、自分の空間だ」と実感できるのだ。

私物が一切ない、みんなと同じ白いベッドしかない空間では、認知症老人が落ちつかないのは当然だろう。唯一の個別なものといえば、枕元に書かれた名前と生年月日だけだが、もちろん本人にはその識別も難しい。私物も何もないのなら、認知症老人には自分の部屋とベッドが識別できるはずがないではないか。他の人の物を持っていくからと、私物を禁止することが、ますます老人を問題行動に追い込んでいるのだ。

なすべきことは全く逆のことだ。私物をできるだけ増やすのである。思い出の写真や、使い古した生活用品を、ベッド回りにズラリと並べるのだ。施設入所のときには、自宅の部屋からゴッソリ私物を持参してもらうといい。そうすると老人は、ここが自分だけの空間だと感じられて落ちつくし、他人のベッドと間違えることも少なくなるはずだ。

もちろん、私物が持ち去られたり、他人の引き出しから出てきたりすることはあるだろう。そんなトラブルがあるのは当たり前で、その都度スタッフが解決していけばいい。認知症老人が悪気もなくやっていることではないか。怒っている老人には、スタッフが代わりに謝るのが原則だ。なにしろこの日本の社会は、それぞれの家庭と地域で認知症老人を支えることができず、やむなくこうしてグループや集団で暮らしてもらっていることでトラブルが生じているのだから、その不甲斐ない社会を代表して介護者が謝るのだ。

こうした、集団生活ならどこにでもあるトラブルを、無理になくそうとして、老人の個別の生活空間を何もない漂白された状態にしてしまうのでは、認知症を進行させているようなものである。

仏壇は棚に入ったけれど

入所前訪問にうかがったMさん（77歳、女性）のマンションには、趣味で集めたという旅行の土産物が所狭しと並べられていた。病院の婦長を定年まで勤めあげ、さあこれから夫婦でのんびり暮らそうと思っていたら、夫が脳卒中であっけなく亡くなってしまった。

その後は、一人暮らしをしながら、女友だちに誘われた旅行にはまってしまい、当時はまだ珍しかった海外旅行にも度々出かけていたのだが、自分も脳梗塞になって、左手足に軽いマヒが残ってしまった。彼女には子どももはなく、身体が不自由になったら老人ホームに入ろうと決めていたという。だから、他の老人のように〝姥捨て山に行く〟なんて悲愴感はなく、むしろ、経験豊かな元看護婦として「どんな介護をしているのか、お手並み拝見」といったふうに思える口ぶりで、私たちの質問にスラスラと答えてくれた。

老人ホームへの入所には何の異議もないが、「一つだけ条件がある」と彼女は言った。「持っていきたいものがある」と。私は、おびただしい数の旅行のお土産だろうと思った。しかしそうではなかった。仏壇を持っていきたい、というのだ。そういえば、田舎の家の大きな仏壇に比べれば小さいものの、マンションの部屋には似つかわしくない黒塗りの仏壇があった。夫の位牌をまつっているのだという。

「もちろんいいですよ。でもこの仏壇が棚に入るかね」と、主任生活指導員が私に尋ねる。私はいつも持っているメジャーで仏壇を計る。いつもはベッドの高さやマットの幅を計っているものだ。施設に帰って確かめてみると、枕元にある2段ある棚の1段にはとても入らず、中の棚をひとつ切り取って外してしまえば、2段分の高さにどうにか収まることがわかった。やむをえない。本人の個性的空間づくりと少しでも環境を変えないためなら、棚の1つくらいは取り外せばいい。

ところが、難問が持ちあがる。彼女が毎朝、仏壇にローソクを点《とも》したいというのだ。家では毎朝していたのだという。介護スタッフから反対の声が上がった。軽いとはいえ、マヒした手で毎朝マッチをすられては危なくて仕方がない、というのだ。「電気のローソクがあるじゃない。スイッチ入れると点《つ》くヤツ。あれにしてもらおうよ」。というわけで、私が彼女に提案すると「電気じゃ、ありがたみがなくて、死んだ夫も浮かばれない」という返事。こうして私は、介護職とMさんの間を行ったり来たりすることになる。

入所して2週間経って、やっとMさんが折れた。「ふだんは電気でガマンするから、毎月の夫の命日だけは本物のローソクを点けさせてくれ」というのだ。私はホッとして、それを介護職に伝えた。だが「それでも危ない」と言うのだ。

「月に1日、それも日勤者がやってくる9時から20分くらいだから、みんなで気をつけようよ」と、しぶる介護職を説得してやっと結論が出た。

しかし私は心配だった。火事でも起きたらとり返しはつかない。しかし心配は無用だった。Mさんは毎月の命日なんかちっとも気にすることなく、ついに一度もローソクは使わずじまいだった。認知症が進んできたのではないと思う。私たちスタッフが試されていたのだろうと思う。

もうひとつ、新聞連載のQ＆Aから引用したい。

Q　入院中の父のことで相談します。脳卒中に骨折も加わって、みるみる意欲も低下してきました。私が気になっているのは、看護師さんや付き添いさんが父に対して、子どものような言葉遣いや扱いをすることです。会社の重役までした人ですので、プライドを傷つけられる思いがしたのではないでしょうか。それも意欲低下の原因だと思っています。いまの父の姿では仕方ないとは思うのですが……。

A　これは、私たち病院や施設のスタッフにとっては、心しておかねばならない問題です。私たちは、病気や障害のために機能も意欲も低下し、寝間着やパジャマ姿の人たちを目の前にしています。ですから、その人のそれまでの社会的地位や立場を考えることなく、一人の「病人」や「老人」としてだけ相手を見てしまいがちです。

そうならないために、入院や入所の際に、本人の生活歴や家族関係を詳しくお聞きするのですが、職員一人ひとりにまではなかなか行き届かないのでしょう。娘さんが病院のスタッフに対していらだっておられる気持ちはよくわかります。私だって、自分の親が子ども扱いされているのを見るのは、情けないと思うでしょうから。

そこで、良い方法があります。フォトスタンドを一つ買ってきてください。そして、入院前の元気だったころのお父さんの写真を入れて、ベッド回りに飾るのです。できたら、背広にネクタイをして、キリッとした表情のものがいいでしょう。家族といっしょに笑顔で写っているものもいいですね。

百聞は一見に如《し》かず、と言います。病院のスタッフはその写真を見て、お父さんのそれまでの生活ぶりを感じ取れるでしょう。そして、この人は単なる患者さんの一人ではなく、社会と家族のかけがえのない一員なんだ、と気づかされると思います。

これは、熊本県の悠紀会病院の総婦長・松下明美さんから教えていただいたアイディアです。この病院では、家族に写真を持ってきてもらうそうです。「ああ、こんな表情にまで戻してあげるのが私たちの仕事なんだ」と、看護の目標にもなるそうです。試してみてください。そして、一日も早く退院して、家に帰れますように。

『老人介護Q＆A』（雲母書房）

老人の生活空間を、その人らしさを感じられるものにしたい。その老人の生活歴、趣味やセンス、固有の臭いがするような空間にしたいものだ。生活空間を変えざるをえないときには、元の生活空間から私物をたくさん持ち込みたい。しかし、入院や先の老健施設のように、こうした個別性を剥奪されてしまった状態にある人は、もう一度その人らしい生活空間をつくり出していくという、より積極的な仕事が介護職に求められている。

第6章

原則⑥――一人ひとりの役割づくり

役割づくりには条件がある

定年で仕事を辞めた途端に認知症になってしまった、家事を嫁に任せてから認知症が進行してしまった、といった話をよく聞く。逆に、認知症老人に役割を持ってもらうことで、問題行動がなくなり落ちついたという話もよくある。

認知症はもとより、老化によって社会的役割や家庭内での役割がなくなってしまうことは、必然でもあろう。しかし役割の喪失は、その役割によってつくられている生活が変化し、人間関係が失われていくことでもあるから、これまで述べてきた「認知症ケアの7原則」の②と③に触れることになってしまう。

したがって、原則の「⑥一人ひとりの役割づくり」も、ただ役割を与えればいいというのではなくて、その役割をとおして生活が維持、再建され、人間関係がつくられていくものでなくては意味がないだろう。

私たちの経験では、役割づくりには次のような3つの条件が必要である。

(1)かつてやっていたことか、それに近いこと。男性ならかつてやっていた仕事、女性なら家事や育児、男女とも長い間続けてきた趣味などがいい。

(2)現在の身体的能力、精神的能力でできること。いくらかつて得意だったことでも、老いたり認知症になったりした現在の能力でできないことをさせたのでは、かえって自信を喪失し、逆効果になるだけだ。いまの能力を考慮し、あるいは適切な援助をして、本人が達成感を得られるものを提供しなければならない。

(3)その役割を果たすことで回りの人から認められること。大切なのは役割を果たすことよりも、そのことをとおして低下している自己評価を上げることや、回りから誉《ほ》められ認められることによって自信を回復することである。はっきりことばで誉めたり、お礼を言おう。

食後、皿を重ねたがるMさん

実際の例を挙げて、3つの条件を確認していくことにしよう。

グループホームに入所していたMさん(80歳、女性)は、少しずつ認知症が深まっていた。このグループホームは、「認知症が重くなったら出ていってもらう」なんてひどいことはしない方針なのだが、問題行動への対応に困っていた。Mさんが落ちつかずウロウロして、人の物を持ち去ったり、食事中の人の皿を重ねて怒られたりする。食事が終わると、自分の皿や茶碗も高く重ねようとする。これは認知症老人にはよく見られるクセである。

「人の物を持っていくのも、皿を重ねたがるのも、片づけをしているんじゃないだろうか」という話が出たので、Mさんに食後の皿洗いを手伝ってもらうことにした。

さすがに長い間主婦をやっていただけあって、手つきはいいのだが、洗剤をつける習慣はなかったらしいのと、細かに汚れを落とす気もないようだ。そのため、スタッフがもう一度洗わねばならないのだが、洗った皿を山積みにして回りから誉められると、満足そうな笑顔を見せ、おとなしく部屋に戻るのだった。

Mさんの場合は、長い間主婦だったから皿洗いはお手のものだし、いまの能力でもなんとかできる。スタッフが陰でフォローすることで、達成感を得ることができ、それを回りから誉められることで、役割をとおした人間関係をつくれているから、3条件をちゃんと満たしている。

次のケースはどうだろう。みなさんも、3つの条件を満たしたア

役割づくりのための3条件

① かつてやっていたことか、それに近いこと。
② 現在の身体的能力、精神的能力でできること。
③ その役割を果たすことで回りの人から認められること。

プローチを考えてみてほしい。

特養ホームに入所してきたIさん（79歳、男性）は、認知症はあるものの〝物静かなおじいさん〟という印象だった。しかし、新しい生活に慣れたかと思ったころから、問題行動が出てきた。

夜に出ることが多いのだが、とくに理由もないのに近づいてくる女性に杖を振り上げるのだ。Iさんは多発性脳梗塞で、歩行が困難である。杖でやっと歩けるくらいだから、杖を振り上げてしまうとほとんど歩けないため、相手の女性はすぐに逃げて、幸い被害はない。

まずスタッフは、問題行動の原因を生活のなかに見つけようとして、介護日誌や訪問者名簿を調べてみた。なぜなら、第V部で詳しく述べるように、認知症老人の問題行動は認知症だから起きるのではなくて、日常生活のなかにその原因があることが大半なのだ。

しかし、最大の原因である便秘とは相関関係がないし、訪問が遠ざかっているときに起こるというわけでもない。原因は判然としないのだが、あれこれ話をしているうちに、問題行動にある共通性のあることがわかったのだ。

ある寮母が「でもIさん、私にはいつもニコニコして愛想がいいのよね」と言ったのだ。「私にもいいわよ」と別の寮母。2人とも、恰幅《かっぷく》のいい職員だ。そこでスタッフの一人が、「太目の人には杖を振り上げないんじゃないの」と指摘した。2人は「まあ失礼ね」と怒ったものの、思い出してみると、杖を振り上げる相手は、スタッフでも利用者でも、みんなやせた体格の人ばかりなのだ。

ある仮説ができた。「かつて、やせた女でひどい目にあったことがあるに違いない」という。そこで生活歴を調べてみることにした。しかし、結婚しておらず、当然子どももいないため、身元引受人は甥《おい》である。

その甥は、電話で「さあ何をやっていたか、詳しいことはわからんのですが……」とことば少なだった。あまり他人には知られたくない過去のようだ。それでも、夜の街で水商売の用心棒のような仕事をしていたらしいことがわかってきた。しかし「やせた女性」は謎のままである。

そこでケース会議が開かれた。彼に役割を作ろうという案が出た。さあ、以前の仕事が水商売の用心棒かそれに近いもので、やっと杖歩行できる認知症という現在の状態で、達成感があって、しかも回りから認められるなんて役割が果たしてあるだろうか。読者のみなさんも、これ以上先を読むのをちょっと止めて、考えてみてほしい。

調理員の一人が名案を

「そんな役割なんてないよねえ」とスタッフの意見が一致し始めたころ、「いい仕事があるわよ」と言ったのが調理員の一人である。「調理室の外にある残飯置き場を野良犬が荒らしにくるんだけど、あれを追っ払ってもらうというのはどう?」と。

さっそく、主任生活指導員がIさんと話し合う。「じつは職員が困っててね。あなたにしかできない仕事があるんだけど、やってくれんかね?」。こうした話はあくまで真面目にしなければならない。どんなに認知症の人でもだ。認知症になっていても、自分に対して真面目にしゃべっているということはわかる。それが大切なようで、それだけで落ちついてくれる人もいるくらいだ。

彼も真面目な顔でうなずいている。昼食後、調理スタッフが彼を残飯置き場に案内する。野良犬が1匹、バケツのフタをあけようとしている。Iさんが杖を振り上げた。そして、走った。コラーッと大声を上げて犬に向かっていったのだ。人は目的があるときにはすごい力を出す。私が、PTになった後でも、必ずしも訓練にこだわらず、〝遊びリテーション〟をしたり生活行為そのものを引き出そうとしたりしてきたのは、このときの驚きがあったからだ。

(1)かつてやっていた用心棒に似た仕事で、(2)いまの能力でできないかと思ったらちゃんとできて、(3)回りからは「ご苦労さま、Iさんだからこそだわ」と認められる、というふうに3条件を満たしているのだった。ただ、これで問題行動がなくなったかというとそうはいかず、また別の経緯をたどっていくことになるのだが。

打率3割をめざそう

打率2割5分から3割だろうか。こうした認知症老人へのアプローチのうち、ちゃんと効果が出て落ちついてくれる割合のことである。残りは、Iさんのときのように効果があったとは必ずしも思えないケースだ。でも打率3割をめざそうではないか。野球でも3割打者といえば大したものではないか。問題行動すらできないように薬で抑えこむ医療よりは、はるかに〝治癒率〟が高いことは、言うまでもない。

さて、ここで読者に応用問題である。次のケースを落ちつかせるために、できるだけ3条件を満たした役割をつくりなさい。

ケース氏名・三好春樹。施設に入所してきたものの落ちつかず、徘徊をくり返している。かつては人前で年に180回も講演をして歩いていたらしいが、いまではその面影はない。さあ、どうすればいいだろうか。

答え。黒板の前でチョークとマイクを持たせておくこと。おそらく、1時間くらいはご機嫌でしゃべっていると思う。終わったら「いいお話でした」とひとこと声をかけること。たとえ、わけのわからない話だったとしても。

第7章　原則⑦——一人ひとりの関係づくり

関係的世界には構造がある

原則の「⑤個性的空間づくり」と「⑥一人ひとりの役割づくり」は、ベッド回りの私物や役割をとおして、自分が自分であることを確認、実感できることで落ちついた生活を保証していこうというものだった。いわば、失われそうになっている自分自身との関係を、再構築していこうとするものだ。しかし、人が自分との関係を取り戻す最大の契機は何だろうか。それはやはり「人」だと思う。具体的な人間関係だ。私は『関係障害論』のなかで、自分自身との関係［z］が、家族的関係［x］と社会的関係［y］によって決定されていくことを、日本人の特性として、z＝f（x，y）という数式で示した。

家族からも社会からも自立した、「個人」をめざそうとする西欧と違って、相互依存のなかで自らを確認するという、日本的文化のなかで成り立つ数式である。でも、西欧でも「自立した個人」という文化の建て前を1枚はげば、例えば老いが進めば、日本と同じではないだろうかと私は思っているのだけれど。どちらにせよ、少なくとも日本の老人を相手にしている私たちにとっては、認知症老人が落ちついて生活するために、人間関係からのアプローチが極めて有効であることは間違いない。

もちろん、人間関係が大切ではないという人はいない。なかには、「重度の認知症老人は動物といっしょだから、人間関係なんか関係ない」なんていう医者がいなくはないが、そんな人は週に1回か2回の診察でしか重度認知症老人とつき合っていないから、かすかな表情の変化や、生活の変化を実感することができないのである。

しかし、「人間関係」を強調する人には倫理主義的な人が多く、「まごころ」とか「やさしさ」といった耳障りのいいことばで「人間関係」を抽象的なものにしてしまい、介護者に倫理を要求する傾向が強い。

人間関係は構造を持っている。「まごころ」や「やさしさ」で語れるほどのっぺらぼうなものではない。その構造を私は『関係障害論』のなかで解こうと思った。関係的世界を、(1)家族的関係、(2)社会的関係、(3)自分自身との関係の、3つの互いに代替できない独自の位相を持ったものとしてとらえようとするものだ。

したがって、3つの関係的世界をそれぞれ再構築していくことが、関係障害の治癒につながることになる。家族的関係があるからそれでいい、というわけにはいかないのだ。

いちばん大切なのは、(3)の「自分自身との関係」だが、それは(1)と(2)によって決まるというのが、先に挙げた $z = f(x, y)$ という数式である。

では、認知症老人における関係づくり、つまり家族的関係［x］と、社会的関係［y］を構築することで、自分自身との関係［z］を取り戻してもらうアプローチとはどのようなものだろうか。社会的関係については「相性」と「仲間」、家族的関係については「親子」と「母」というそれぞれ2つのキーワードをとおして述べていきたいと思う。

「受容」は閉鎖的関係での原則

「専門家たる者、どんな老人でも受容できなくてはいけません」なんて偉い先生から言われて、老人をどうしてもうまく受け入れられなくて、自分を責めている人はいないだろうか。

「受容」という態度は、バイスティックが、「ケースワークの7原則」のなかの一つとして唱えたものだが、ケースワーク場面の技法が、いつの間にか介護関係の原則であるかのように語られていることに問題がある。

ケースワークや精神分析の場面は、クライアントとワーカー、または治療者との、一対一の閉鎖的な関係である。クライアントにとっては、その関係が唯一の人間関係であることさえあるから、これがうまくいかないと、ときにはクライアントの命に関わることにもなりかねない。

しかし、介護関係は一対一の閉鎖的関係ではない。むしろ、そうしないことが介護であると言ってもいい。だから、無理して受容する必要はない。それに、気持ちが受け入れていないのに無理して受容したふりをしているのは、老人にすぐ見破られてしまう。とくに、認知症老人はそのことになぜか敏感で、心がここにないまま関わっていても、相手になってはくれないのだ。

ではどうすればいいのか。簡単だ。他の人と代わればいい。受容できる人に任せればいいのだ。

特養ホームで生活していたOさん（85歳、女性）は、私がお風呂に誘っても取り付く島もない。しかし少し時間をおいてから、今年入ったばかりの若い寮母が誘うと、「そうか」と言ってすぐに従うのである。当時、私は介護職歴十数年のベテランだったが、新人にかなわなかった。もちろん、彼女ではダメで、私なら風呂に入ってくれるという老人もいる。これはもう「相性」としか言いようがないのだろう。

「相性」なんてものは科学では説明できないから、「科学的根拠」を求めて専門性をめざそうとする人たちは認めようとはしない。しかし、現場では毎日、この「相性」で仕事をしている。入浴を嫌がる老人には、決められた入浴当番ではなくて、その日の日勤者で、いちばん相性のいいスタッフが誘いに行く。相性のいいスタッフがいなければ、事務所の職員まで動員する。科学的根拠はなくても、効果があればいいのだから。


〈注〉ケースワークの7原則／アメリカのイエズス会の司祭、バイスティックが『ケースワークの原則』のなかで提出した。①個別化、②意図的な感情の表出、③統御された情緒的関与、④受容、⑤非審判的態度、⑥クライアントの自己決定、⑦秘密保持、からなる。

3種類の仲間──①共感できる仲間

「深い認知症老人こそ、デイケアやデイサービスへ」と言うと、決まってこんな反応がある。「1人をケアするのも大変なのに、認知症ばかり集めたら収集がつかなくなるんじゃないか」と。

しかし、じつは認知症老人は1人だけでケアするのが大変なのだ。老人は、共感できる仲間がいないまま、介護される後ろめたさから、介護者を「泥棒」と言い出したりもする（第Ⅴ部第五章参照）。そうならないためにも、まずは同じように認知症のある老人との人間関係をつくってほしいのだ。

デイサービスやデイケアができる以前、障害老人が通えるところといえば、老人保健法に基づいて市町村の保健師たちが中心になって始めていた「機能訓練教室」と、「民間デイサービス」と呼ばれていた場所しかなかった時代のことである。

広島県のある町では、その機能訓練教室に、寝たきり老人にできるだけ参加してもらう活動を始めていた。当時は、機能訓練教室は寝たきりになってしまった人は対象にしないことが多かったのだが、この町は違った。町内でいちばん困っている人のために仕事をしよう、というわけだ。それでも、認知症老人が通う場所はどこにもなかった。

そこで、疲れ果てている家族のために、1人の人をほぼ毎日、機能訓練教室で預かることにした。しかし、彼女は落ちつくことなく、すぐに福祉会館から出て行ってしまう。「家に帰らんといかん」と言うのだ。家にいたときには、あれだけ家から出て行きたがったというのにである。

スタッフからは不満が出た。「認知症の人が1人いるだけで、みんなに迷惑がかかっています。機能訓練教室で認知症までケアしているところは、他にはありません。断ってください」と。

ところが、2人目の認知症の人が参加することになってしまう。断ろうにも、町役場の幹部の母親だから断れないのだという。「1人でもあれだけ人手を取られるのだから、2人になったらどうなるだろう」と、心配して2人を迎えたスタッフだったが、心配は無用だった。最初の日から、その2人がくっついて、落ちついてしまったのだ。

2人は幼なじみでもないし、だれかが紹介したわけでもない。しかし、30人近くいる老人のなかから、2人が自然に近づいたのである。私が話しかけても5分と落ちつかない最初の女性が、2人でソファに腰かけて30分以上も話しているのだ。なぜこんなに落ちついているのか、何をしゃべっているんだろうと、私は立ち聞きをしに行った。

「○○島に私の家があるのに、長男がじゃまをして帰らせてくれない」と1人はくり返している。もう1人は、「朝から私の腰巻がないが嫁が盗ったに違いない」とブツブツ言っている。話は全くかみ合ってはいない。でも、雰囲気は共有されているのだ。

認知症老人こそ、共感できる関係を求めているのだ。それは、ことばの世界からは退却した世界だから、私たちよりは認知症老人同士のほうがはるかに相性がいい。さらに、出ていくのも2人いっしょだが、2人だから見つけやすい。

それ以来、この町のスタッフは、町内の認知症老人をみんな集めることを方針にする。2人より、3人になるともっと効果的だった。それぞれの個性が出てくるのだ。そして、1人が他の2人の面倒を見はじめるのだ。「家に帰る」と言い張っていた人も、出ていかなくなった。「家に帰る」と言わないわけではない。相変わらずそう訴えているのだが、他の2人がそれを聞いてくれるだけで落ちついているのだ。

5人くらいになるともっといい。「社会」が形成される感じだ。目をつり上げて出ていこうとしていた「回帰型の徘徊」の人が、落ちついて座っている。「不安困惑型の徘徊」の人が、弱々しいけれど笑顔が生まれたりする。認知症老人という共感できる仲間がいることで、孤立感が消え、自分がここに居てもいい、ということを実感できるのだろう。

認知症老人同士の共感的関係は、老人を落ちつかせる。だからといって私は、認知症老人だけを集める施設や病院の「認知症フロア」がいいと主張したいわけではない。むしろ逆である。

認知症老人同士が共感できる時間や空間を保証しなければならないが、それは認知症老人を隔離することではない。なぜなら、認知症老人が認知症老人の仲間になれるのなら、認知症老人ではない老人が仲間になることもできるし、もちろん、われわれ介護者をはじめとする社会の一人ひとりも、仲間にならねばならないからだ。私たちはもっと遠くへ行こうとしているのだ。

3種類の仲間——②規範を示してくれる仲間

認知症老人と認知症のない一般の老人とはいっしょに時間を過ごせないし、もちろんいっしょに生活するなんて無理だ、と考えている人が多い。しかし、それは認知症老人はわけのわからない人たちだという偏見と、なにかトラブルがあるとすべて「認知症だから」と考えてしまう誤りによるものだ。

前項で述べた、認知症の人に参加してもらっていた機能訓練教室も、曜日によって多少の傾向はもたせてはいたが、認知症とそうでない人とはいっしょだった。また、私自身が長く仕事をしてきた特養ホームでもいっしょに生活していて、どうにかなったものである。

私は、認知症老人が問題行動が少なくなり、落ちついて生活していくためには、認知症のない老人の存在は必要、いや不可欠だと思っている。

認知症老人はわけのわからない人たちで、薬でその言動を抑えようとするのが医療の側の発想だが、その医療に批判的な福祉の側は、逆に「認知症老人のやりたいようにさせてやればいい」と考える人が多い。それが認知症老人を大事にしていることだと思っているのだ。

だから、〝自由に〟徘徊できるようにと、「回廊型」の施設をつくってみたり、廊下の隅で寝ていてもそのままでいい、と考えたりする施設もある。しかし、それらは、医療も福祉も、ともに認知症老人への関わりから逃げている点では同じである。ともに「どうせ、わけのわからないもの」と思っている点では同じなのだ。

認知症老人のニーズは、「自由に徘徊したい」とか、「どこでも寝たい」ということではない。彼らはじつは規範を守りたいのだ。常識ある人と同じように行動したいのだ。ちゃんとトイレに行って排泄したいし、食堂に行って食事したいし、自分のベッドに寝たいのだ。しかし、トイレがどこか、食堂がどこか、自分の部屋がどこかわからないのだ。

自分の居場所だと感じられる場所で、ホッと落ちつきたいのだ。ところが、そう感じられる場所がどこにもないから、かつての自分らしかった時代に戻って、「家」や「職場」に出かけようとするのだ。だから彼らのニーズは、怒ったり見下したりしないで、その規範を示してくれることなのだ。さらに、自分が落ちつける環境と生活、人間関係を手づくりしてくれることなのだ。

後者は私たち介護職の仕事ということになるが、前者に相応しいのは、認知症のない老人である。認知症のない老人で、認知症老人とうまくつき合ってくれる人は多い。介護職より介護がうまい人も多い。認知症老人の側も、若い人に誘導や指示をされるより受け入れやすいようだ。なかには、認知症老人の言動に興味を持っていて、どうすればいいかスタッフに助言してくれたり、また認知症老人のケース会議に参加してもらった入所者もいるくらいである。介護職以上に、生活の時間と空間を共有している老人からの情報と助言は、貴重である。

もちろん、認知症老人を嫌がる人もいる。自分の部屋やベッドに侵入してくるし、私物を持っていかれることもある。ときには、不潔な目に合わされることさえあるから当然だろう。しかし、だからといって認知症老人を隔離しようとするのは、こうした老人の声だけをそのまま取り上げることになってしまう。

嫌がっている老人でも、ちゃんと面倒をみてくれる老人もいるのだ。認知症老人みんなが嫌なのではなくて、親分と子分のような関係でうまくいく人もいる。つまり、認知症老人の問題行動がトラブルになるのは、「認知症」のせいではなくて、「相性」によることが、ここからもわかるはずだ。

よく生活を見てほしい。認知症老人とトラブルになっている人は、認知症のない老人ともうまくいっていないことがあるはずだ。問題行動がないから表面化していないだけで、人間関係がうまくいくかいかないかの要因は、認知症だけではないはずなのだ。

認知症老人に、怒ったりしないで規範を示すことのできる老人を、「相性」によって個別につくっていくこと。もちろん、迷惑をかけられた老人にはスタッフが代わりに謝り、ケアに協力してくれる老人に感謝のことばをかけることを忘れなければ、いっしょに生活していくことは可能だと思う。

しかも大事なのは、認知症があってもこうやって落ちついて、ときにおかしな言動もあるけれど、人気者で生活していけるのだという現実を、認知症のない老人に見てもらうことだ。それは、彼ら自身の未来が恐くなくなることだ。「認知症になったらここを追い出されて、悲惨な認知症フロアに追いやられる」と、ビクビクしながら過ごすことが、また老人を認知症に追いやっているのだから。

3種類の仲間——③いざというとき頼れる仲間

認知症老人は、なにより「仲間」を求めているのだということは、仲間を得たときのその表情が雄弁に物語っている。とすれば、認知症老人の介護に携わる人に必要な資質は、老人から「あっ、この人は仲間だな」と思ってもらえる人だ、ということになるだろう。

おそらく、どの介護現場でも、「ああ、なるほど」と納得できるようなスタッフがいるはずだ。資格も経験もないし、勉強しているとも思えないスタッフが、なぜか認知症老人を落ちつかせる力を持っている、ということがあるだろう。おそらくその人は、認知症老人にとって「仲間」だと感じられる人なのだ。少なくとも自分にとって脅威ではない、そんな雰囲気を持っている人のはずである。

したがって、資格や専門家であることが態度に出ている人ほど、認知症のケアには向かないことになる。これも現場では納得のいくところだろう。白衣を着た専門家ばかりにケアされている認知症老人が無表情なのに、宅老所のシロウトのボランティアに囲まれている認知症老人がイキイキしている、というのもそのいい例である。

専門家であることには意味がない、などと言っているのではない。いざというときに発揮できる専門性を持っているのは必要なことだ。しかし、そのいざというときをつくらないためにこそ、普段は専門性を背景に隠して、「仲間」でいるべきなのである。

私はここで、親鸞を思い起こす。いきなり何だ、と思われるかもしれないが、浄土真宗の開祖である親鸞の思想は、老いや認知症に関わる私たちに重要なヒントを与えてくれている、と私は考えている。

親鸞は、人が無知から知識を得ていく過程を「往相《おうそう》」と呼んだ。それは人の発達過程とも重なり、頭のいい人ほどたくさんの知を得ていくことになる。私たちは、より多くの知を得て往相を高く駆け上がることが人生の目的であるかのように思っているが、親鸞は、それは自然過程にすぎないとした。そして、意味があるのはむしろ、知からもう一度、「知などなにほどのものでもない」という世界へ着地することにある、としたのだ。

知から無知には戻れないから、それを「非知」と名づける。そして「知」から「非知」へ至る過程を、「往相」に対して「還相《げんそう》」と名づけたのだ。もっとも、この親鸞論は吉本隆明の『最後の親鸞』をはじめとする著作からの引用によるものだから、吉本の解釈にすぎないのかもしれないけれど。

認知症老人が落ち着くための3種類の仲間

3種類の仲間がいることが、認知症老人が落ちつくための条件。そのためには、介護者しか回りにいない家庭や、介護者と認知症老人しかいないグループホームよりも、施設のほうが関係づくりに適している。

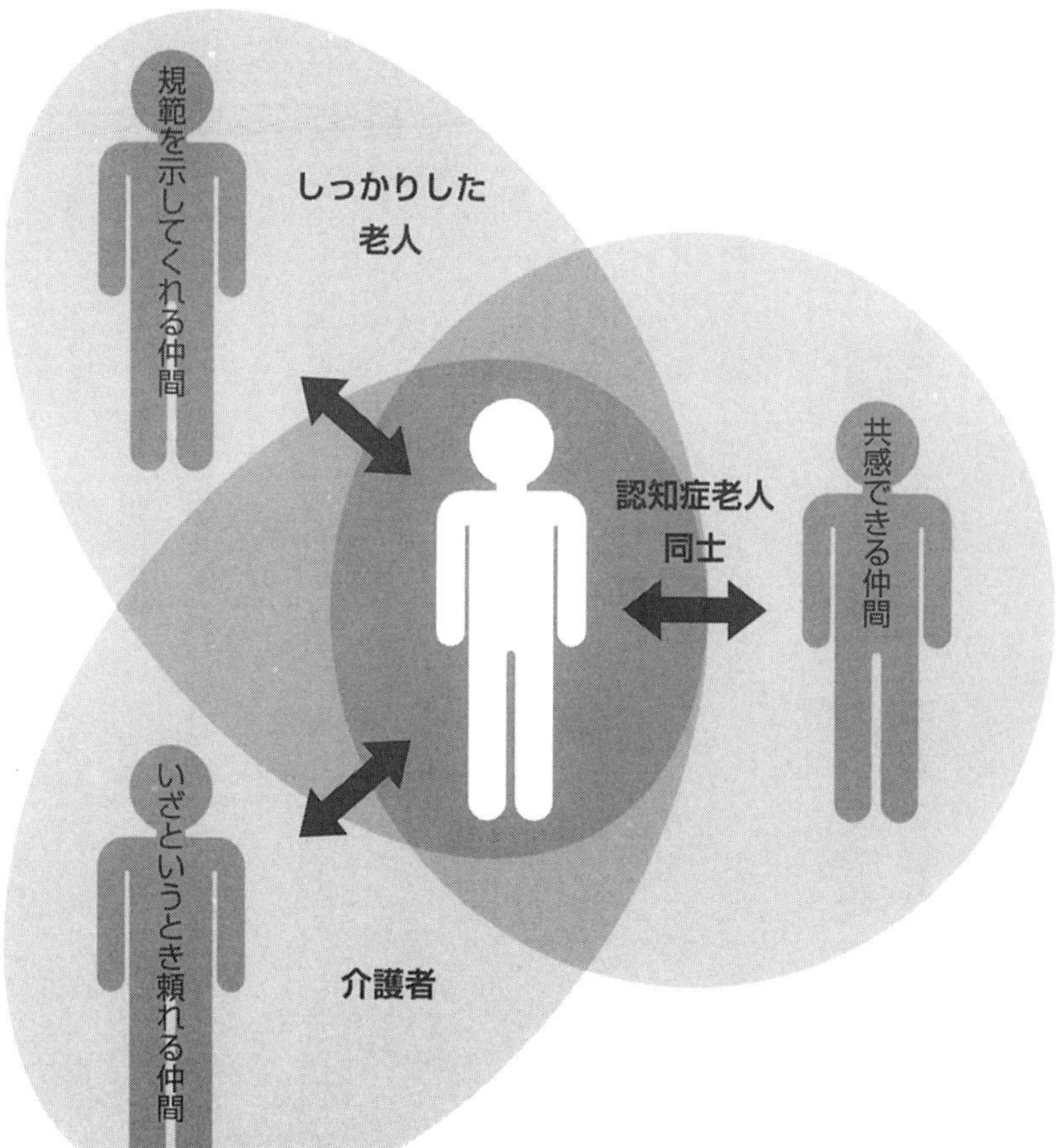

シロウトから専門家になる。しかし、もう一度その専門性が通用しなくなる領域、まさしく老いと認知症の世界がそうなのだが、そこに至って「仲間」という「非知」になる。もちろん、「知」つまり専門性を経由しているから、いざというときには頼りになれる。

介護職は、「いざというときに頼れる仲間」になれるはずなのだ。もちろん、看護職もＰＴやＯＴもなれるはずだ。そのためには、まず白衣を脱ぐことから始めねばならないだろうが。

親鸞の「往相」と「還相」は、もちろん人が発達し、そして老化して死に至ることをも指している。親鸞自身もその「還相」をちゃんと生きた人だった、と私には思える。それについては、また別の稿で述べるチャンスがあるかもしれない。

「子ども」になって泣いてみる

家族的関係の基本が夫婦だと考えてしまうのは、私たち近代人の錯覚である。自立した個人として自ら選択した配偶関係ほど、近代的自我が崩壊していく老いを迎えたときには、影が薄くなっていく。

もちろん、認知症になって妻の名を呼び続ける男性は多い。しかし、夫の名を呼ぶ女性はほとんどいない。認知症が深くなっていくときに求める関係はまず「仲間」、そして夫婦関係よりは親子関係である。

まず、子育ての経験のある女性はもちろんだが、男性も子どもを求める。回帰型の女性は、小さな子どもを育てていたころに回帰することがもっとも多く、自分の子どもの名を呼んで探したり、「〇〇子が帰ってくるから、早く家に帰って飯の準備をしておかなきゃ」と言い張ったりする。

遊離型の人も、子どもを見るとニッコリして興味を示すことが多いし、葛藤型の人も子どもを見ると機嫌がよくなることがある。しかし、長くは続かないことが多い。男性でも、子どもがいない女性でも、回帰型でなくても、子どもとの関係でホッとするのはなぜだろうか。「子ども」に対する親や保護者であるということは、自分の役割がはっきりしていた時代なのである。

いまの自分がどこにも役割がなくて自分を喪失しそうな危機にあるとき、保護と助けを求めている子どもが目の前にいることが、役割のあったころの自分を取り戻させるのだろう。ということは、介護に困ったときには、介護する側が子どもになってしまえばいい、ということだ。

介護アドバイザーの青山幸広に、彼がアドバイザーをしているグループホームのスタッフから電話がかかってくる。「どうしても家に帰ると言ってきかないんです。いろいろやってみたんだけど、今日だけは効果がありません。どうしたらいいでしょう」と。グループホームの夜勤は1人だけだから、いっしょに散歩してくるわけにもいかず、電話の向こうで弱り切っている。

「泣け！」と青山幸広。「えっ?」と受話器の向こうで驚いている声が聞こえる。「しゃがみこんで、えーん、えーんと大げさに泣いてみろ！」。

果たして、「帰る」と言い張っていた認知症の入所者は、驚いて「泣かなくてもいいよ、どうしたんだい」とやさしく声をかけてきたという。母親になっているのだ。家に帰らなくても、目の前に自分の役割が現われたのである。

青山と同じく介護アドバイザーをしている髙口光子も、やはりこの手を使う。困り果てると、突然子どものように泣き出すのだ。困らせていた老人が彼女をあやし始め、すっかり母親のようになってしまったら、「なんちゃって」と泣くのを止める。すると老人は、その展開にはついていけず、どうしていいかわからなくなるという。そこで、みんなで「バンザイ」を三唱する。すると、最初の問題が何だかわからないままお開きになって、老人は部屋に帰っていくという。ここまでくると、介護を知らない人にはまるでシュールな世界に見えるに違いない。

家族が誘っても風呂に入りたがらない女性がいた。他人のほうがいいのでは、とヘルパーが週に2回訪問して、家の風呂に誘うことになった。しかし、説得すればするほど拒否が強くなり、家族は「これならヘルパーに来てもらわなくても」と言い始めた。

困ったヘルパーはある日、子どもになってみることにした。子どもが小さかったころの話を、喜んですることに気づいたからだ。「お風呂に入りたいんですけど、一人じゃ入れないんで、いっしょに入ってもらえませんでしょうか」と言うと、「困った子だねえ」と言って、脱衣室に行って自ら服を脱いだという。それ以降、ほぼ毎回、この方法で成功している。

介護者は「最後の母」

さるベテランの訪問看護師は、Hさん（87歳、男性）の両手を持って、家のトイレに誘導していた。いつもはオムツだが、訪問時だけでもトイレで排泄してもらおう、というわけだ。廊下で老人が立ち止まったので手を離すと、両手でパッと乳房をつかまれたという。ハッとして顔を見ると、「子どものような顔だった」という。彼女はとっさに、「あっ、私のことをお母さんだと思っている」と感じたという。

認知症がもっとも深くなったとき、求めるのは親子関係だが、その極致は、自分が小さい子どもになって母を求めるに至る。

Sさん（96歳、女性）は、孫嫁に介助してもらっていた。老衰で寝込み、往診してくれる先生から「あと数日」と言われたころのことだ。孫嫁の顔を見ると手招きし、近づくと「母ちゃん」と呼んだという。そして「ワシを抱いてくれ」と言い、孫嫁に抱かれて満足そうな表情をし、その数時間後に意識がなくなったという。「ほんとうの母親だと思っているようでした」と孫嫁さん。

Kさん（81歳、女性）は、嫁いびりがすさまじいことで近所で有名だった。特養ホームの職員の説得でやっとショートステイに行くことを承諾したのだが、介助して付き添ってきた嫁は、施設の相談員に1時間以上も泣きながら話を聞いてもらったくらいだ。

しかし、次第に老いと認知症が深まり、気の強かったKさんもすっかり気弱になってしまった。「もうすぐご飯だから待ってなさい」と嫁に言われて、「ハイ」なんて言うようになったのだ。こうして、ショートステイにやってきた嫁は、相談員に悩みを聞いてもらう必要もなくなったらしく、ニコニコ笑いながら帰って行った。

そのお嫁さんが、以前のような深刻な表情で相談員を訪ねてきた。第一声は「気持ちが悪いんですよ」だった。「何かあったんですか」と相談員が聞いている。「私のことを〝母ちゃん〟と言い出したんです」とお嫁さん。

「最初は、子どもが私を呼ぶのを真似してるのかと思ったんですけど、そうじゃないんです。ほんとうの母親だと思ってるんですよ。女手ひとつで育ててきた一人息子を奪った憎っくき嫁だった私が、なんで〝母ちゃん〟なんでしょうね?」

なぜだろうか。認知症は悲惨な世界だと思われている。なにしろ、自分がだれかも、ここがどこかもわからないのだから。しかし、それは赤ちゃんのときと同じである。赤ちゃんは自分がだれかわからないし、ここがどこかも知らない。果たして私たちは、赤ん坊のころは悲惨だっただろうか。

よくは憶えていないけれど、泣いて訴えれば応えてくれる世界=母がいれば、あれはいい世界だったのではないか。あの時代に、世界との基本的な信頼関係をつくり上げてきたとさえ言われているではないか。ならば、自分がだれか、ここがどこか、がわからない認知症老人が、母を求めるのは当然だろう。

介護者の仕事は、老人の「最後の母」になることなのだ。もちろん男性でもかまわない。なにしろ介護の世界は「やり手の女と、お人好しの男」が支えていると言われているくらいだから、男性のほうが母性的だったりするのである。

第Ⅳ部

タイプ別問題行動と関わり方

序

認知症老人についての研修がたくさん開かれている。なかには1カ月も合宿させるものまである。しかし、医者の話は脳細胞の萎縮や変性の話ばかりで、介護現場で認知症老人にどう関わるのかはさっぱり見えてこない。受講者も質問したってわかるわけはないと諦めていて、黙って、あるいは眠りながら時間をやり過ごしている。だって、講師先生の話ときたら、「認知症はわけがわからなくなる病気だから、どうにも手の打ちようがない」と言っているか、または「科学の進歩を待て」と言っているとしか思えないのだ。

医者の次には、福祉にたずさわって何十年なんていう人の話になる。こちらは、医者の脳の話に比べれば老人の顔が浮かばないこともないが、なにせその世界では偉い先生で、管理職しかしたことはないから、認知症老人像が一面的である。

「まごころで関わればわかってくれる」なんていくら強調されても、「現場にはそんなにまごころの持ち合わせはないよ」と毒づきたくなるし、「認知症老人には声かけが大切です」なんて言われれば、声かけが刺激になって興奮してしまうMさんのことを思い出してしまう。

認知症老人という一般的存在がいるわけじゃない。認知症になったAさんや、認知症になったMさんがいるのだ。まことに認知症は個性的だ。本来の性格が煮つまったような、病前性格が反映していることもあれば、全く関係ない場合もある。

だから、認知症の介護について語るなら、いつも〝その人〟について語ってほしい。それができる人に講師になってもらいたいものだ。

私は、せめて認知症を竹内孝仁によって見事に分類された3つのタイプと、脳細胞に起因する2つの病気に分類して、それぞれの認知症への、それぞれの関わり方を示したいと思う。

3つのタイプの認知症

老いた自分が、セルフイメージからずれてしまったとき、老いは逃れられないものだから、セルフイメージの側を変えていくより他にないのだが、それができないときに、3つのタイプの認知症に至る。

葛藤型

老いた自分を受け入れることができず、かつての若い自分に戻ろうとがんばるが、現実の老いた自分を見せつけられ、葛藤が起きる。

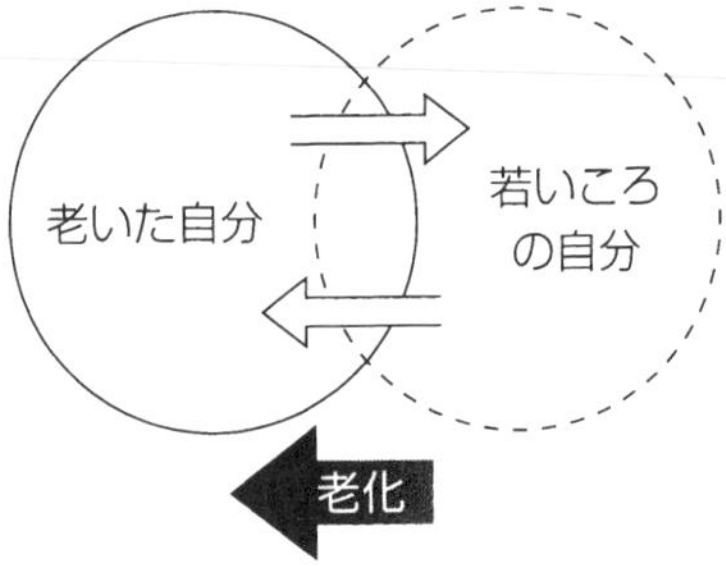

回帰型

老いた自分を受け入れることができず、かつての自分らしかったころに帰ることで、自分を取り戻そうとする。

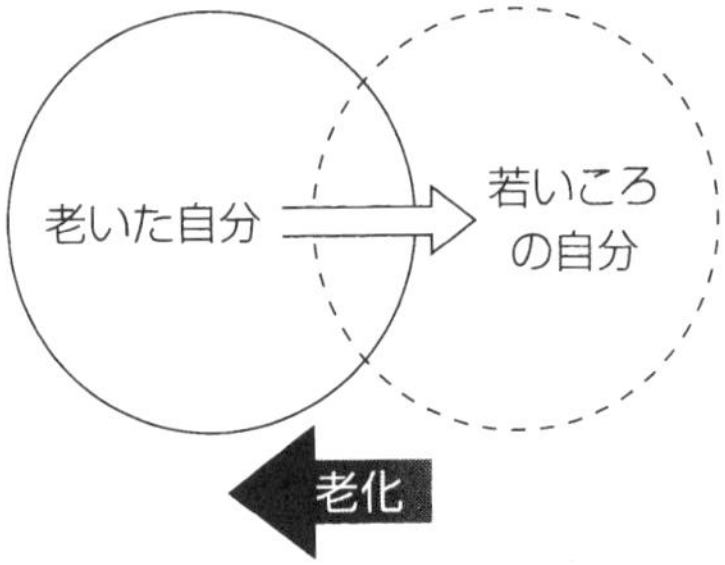

遊離型

老いた自分を受け入れることができず、現実から遊離して自分の世界に閉じこもることで、自分を保とうとする。

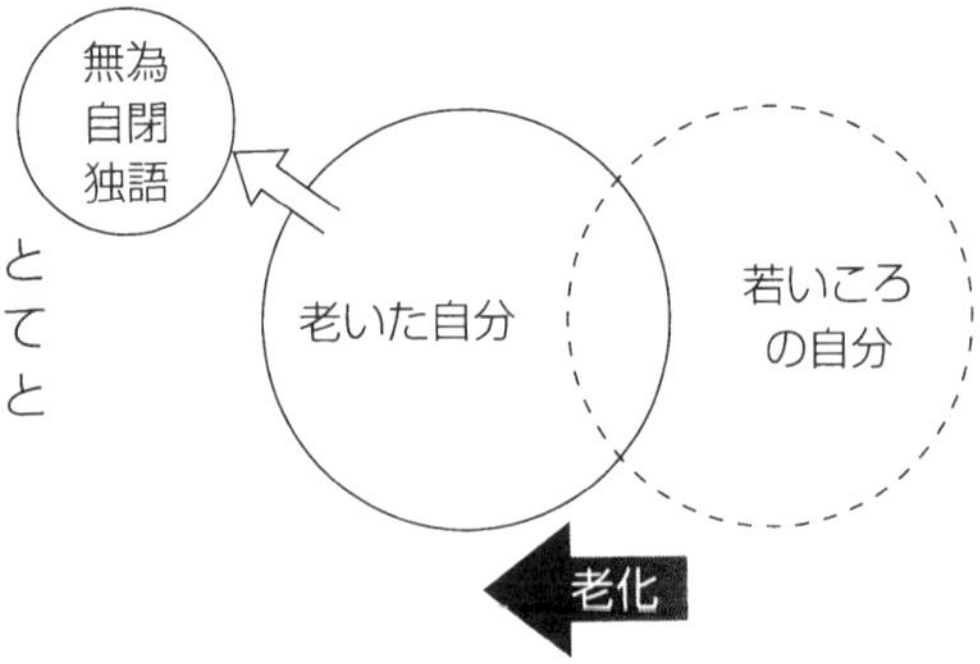

第1章　葛藤型の問題行動と関わり方

葛藤型とはなにか

葛藤型とは、老化や障害を持った現実の自分が、自分自身が考えているイメージとかけ離れてしまったため、何とか自分を取り戻そうともがいているタイプのことである。

自己像に合致していたかつての自分を取り戻すには、老いや障害をなくすより他ないのだが、それは現代医学では治しようのないもので、ここで葛藤が生まれるのだ。

葛藤型の問題行動の1つ目は「情緒不安定」である。自分の老いを自覚せざるをえないことがあると、大きく落ち込み、逆にプライドが満たされると機嫌がよくなる。若い自分に戻ろうと、がんばって訓練をし、少し効果があると有頂天になるが、効果がないとまた大きく落ち込んでしまう。

問題行動の2つ目は「粗暴行為」で、物をけったり投げたり、暴言を吐いたり、ときにはスタッフのなにげない言動に対して暴力を振るったりすることである。「俺をバカにしているのか！」という口グセの人が多いが、このことばは、葛藤型の気持ちをよく表わしている。
「自分はかつて、会社でも優秀だったんだ。それがいまじゃ、こんな身体で人に助けてもらわなきゃならない。もちろん、自分はこんな人間じゃない。リハビリをがんばって、いまに俺を子ども扱いするヘルパーや家族を見返してやる」というのが葛藤型の思いだといえる。だから粗暴行為も、だれかに対してというよりは、自分自身の不甲斐のなさにいらだっているのだ、と考えたほうがいい。

「特別扱い」という関係

葛藤型への関わり方のポイントは2つ。まずは人間関係づくりである。と言っても、だれでもいいから友だちをつくって人間関係を豊かにすればいい、というのではない。むしろ、他の人と同じように扱われることに屈辱を感じていることが多いから、特別な人との特別な関係で落ちつくのだ。

Tさん(81歳、男性)は、元内務省のエリート。2人の息子は「勘当した」と自分では言うものの、父親のあまりの身勝手に家を出たまま相手にしてもらっていない、というのが実情のようだ。従順な妻を相手に、亭主関白の限りを尽くしていたが、その妻が心労もあったのだろう、病気で倒れ、不本意ながら老人施設への入所に至った。

入所したその日から、Tさんの言動は際立っていた。「ここの理事長にあいさつに行く」というのだ。理事長は、年に何回かの理事会に顔を出すだけなのだが、事務長が事情を話しても、「下っ端じゃ話にならん」と相手にしない。翌日、出張から戻った施設長がちゃんとした格好で応接室で面接することで、やっと満足するのだった。

人間関係を、自分より上か下かでしか見ない。理事長、施設長、事務長、指導員までは自分より〝上〟らしく、「先生」と呼ぶのだが、介護職はすべて〝下〟で、〝女中〟扱いである。寮母長も〝女中頭〟にすぎない。典型的な男尊女卑である。

一部のスタッフは彼のその人生観に憤慨したが、「老人の人生観や性格を変えるくらいなら、猫に社交ダンスを教えるほうが簡単だ」ということわざを思い出してほしい。もっとも、このことわざは私がつくったものだが。彼は、そういう世界でずっと生きてきたのだ。それを変えろというのは、彼の人生を否定することにもなりかねない。

私たちは、その人生観を変える代わりに、それを逆手にとって、Tさんが落ちつくために活用する。まずは施設長との〝定期会見〟を、週に1回設定した。碁《ご》を一局指すのだ。事情を知った嘱託医も協力してくれた。往診のたびにベッドサイドを訪ねてくれて、政治や経済の話をして帰ってくれるのだ。

こうした〝特別扱い〟によって、Tさんは少しずつ落ちつき、入所直後にあった興奮状態や暴言が少なくなっていった。

葛藤型の人の問題行動

問題行動

①情緒不安定
②粗暴行為

葛藤型の人への関わり方

①"特別"と感じられる関係づくり
②役割づくり、ただし達成感を得られないと逆効果

嫌な顔ひとつしないで身の回りの世話をしてくれたのは寮母長で、最初は女性には威勢を張っていたTさんも、寮母長には弱味を見せるようになった。そして「あいつは女にしとくには惜しい」という差別的表現を使ってだが、評価するようにもなった。

その後、入所者のうちで経歴の似た男性と話が合うようになり、さらにインテリの女性入所者も加わって、3人の自発的グループができるにつれて、落ちついていったのだった。

このように、葛藤型の人は介護職とでも老人同士でも、特別と感じられるような関係をつくることがいいようだ。自分がかつては、社会的に立派な立場にいた人間であることを知ってくれていて、それに相応《ふさわ》しく扱ってくれる人を求めているのだ。〝特別扱い〟という表現に抵抗のある人は〝個別化〟と読み換えればよい。

役割づくりで留意すること

Oさん(85歳、女性)は、高等師範学校出身のインテリ女性だったが、老いを実感せざるをえないことがあるたびに、わが身を嘆き悲しみ、ときには自殺をほのめかすこともあって、同居している娘を困らせていた。

葛藤型は仕事をがんばってきた男性に多いが、こうした社会に進出していったタイプの女性も葛藤型として登場してくることがある。ただし、粗暴行為が外に対して出てくるよりは、自分自身に向けられる傾向にある。自分はダメだと落ち込んだり、自殺を企《くわだ》てたりすることもある。

Oさんは、俳句の先生が自分のために訪問してくれることで、自分を保っていた。〝特別な関係〟である。しかし、〝お漏らし〟事件があって落ち込み、夜眠れなくて幻覚を訴えるまでに至ったが、その俳句の先生が、「自分も使っている」といって持ってきてくれた「安心パンツ」を使うことで、少しは落ちついた。娘やヘルパーが勧めても使用しなかったのだが、尊敬する人も同じだとわかったことで落ちついたのだ。

葛藤型の人が少し落ちついてきたときに有効なのは、役割づくりである。役割づくりには3つの条件が必要であることを、第Ⅲ部で述べた。

(1)かつてやっていたか、それに近いこと
(2)現在の身体的、精神的能力でできるか、できたと思えること
(3)その役割を認められ、回りから誉められること

葛藤型の場合はとくに、2番目の条件について神経を使ってほしい。本人が虚勢を張っていることが多いので、現在の能力をちゃんと把握してから、役割を引き受けてもらうようにしよう。

葛藤型の人には、遊離型や子どもに帰っている回帰型の老人に大変有効なレクリエーションは向かない。風船バレーに誘えば「俺をバカにしているのか」と怒るだろう。審判役とか、表彰状を手渡す係ならいいかもしれない。

先に挙げたTさんは、週に1回の施設長との囲碁対局のさい、施設長がTさんに職員の働き具合を

聞くことにしていた。職員のお目付け役として扱ったのだ。彼はその役割を気に入っていて、最初は寮母の悪口が多かったが、少しずつ誉めることも出てきたという。もちろん、施設長は彼の〝評価〟を真に受けたりはしないが、なかには人間評価として鋭く適切なものもあり、苦笑したという。

元内務省のエリートだったTさんは、次第に寮母長への依存を強めていった。頭のいい人なので、自分の老化の進行をちゃんと自覚しており、それを支えてくれる人を選んでいったようだ。

それにつれて、プライドを満足させてくれていた施設長や、医師との関係にはあまり執着しなくなり、5年後の86歳のときには、寮母長の顔を見つけると、ホッと安心した表情を見せた。88歳の米寿の祝いには、他の老人と並んでニコニコして記念品を受け取り、入所者の一人としての自分をすっかり受け止めているように見えた。

葛藤型の激しい問題行動に介護者が過剰に反応して、投薬したり個室に閉じこめることは、老人をすっかりダメにしてしまう。それに比べると、年数はかかるが、〝特別扱い〟は、彼をすっかり落ちつかせることになったのだった。

なお、葛藤型の一部には、被害妄想や嫉妬妄想を生じることもあるが、それについては第V部の個別の問題行動の章で触れることにしたい。

第2章 回帰型の問題行動と関わり方

回帰型とはなにか

回帰型は、老化や障害を持った現実の自分が、自分自身が考えているイメージとかけ離れているため、過去の自分に帰ることによって自分を取り戻そうとする認知症のタイプのことである。

したがって、回帰する過去は、その人にとってもっとも自分らしさを実感できた時代になる。男性の場合には、仕事でがんばって家族を養っていた働き盛り、女性なら、育児で大変だったけれど生き甲斐を感じられた時代に回帰することが多い。

回帰型の問題行動の1つ目は、「見当識障害」である。見当識――いまがいつで、ここがどこか、私は何歳で、回りの人はだれか――が変化しているのだ。

まず時代は、自分がいちばん自分らしかった時代に戻っている。そして場所は、そのころいた場所か、そのすぐ近くだと感じられている。介護者など回りの人は、当時自分の回りにいた人物だと思っていることが多い。

こうした見当識変化は、治してやろうと思わないほうがいい。ここはどこで、あなたは何歳かなどという「リアルオリエンテーション」をしようものなら、老人の表情はますます険しくなり、せっかくうまくいっていた介護者との人間関係まで壊してしまうことになる。

回帰型の老人の気持ちを考えてみればわかるではないか。彼や彼女らは、現実の自分が自分と感じられないから過去に帰っているのだ。それなのに、その嫌な現実を押しつけられたのでは反発するのも当然であろう。

むしろ逆に、回帰型の老人が帰った過去につき合えばいい、ということになる。そして、老人が振りあてた人物をちゃんと演じればいいのだ。老人の見当識障害は、単なる見当識障害ではない。過去に自分の回りにいた人物を、現実の私たちに割り振ることによって、いわば過去になぞらえるかたちで現実の人間関係を再構成しようとしているのだ。

でも、そんなことをすると認知症を進行させるだけではないか、という人もいる。しかし、そんなことは全くない。回帰型の老人たちは、完全に過去に帰っているわけではないからだ。自分はまだ若いと感じ、仕事に行くと言い張ってはいるが、何かの拍子で現実に戻ってきたりもするし、どこか違うなと感じているようでもある。

夢を見ているときに似ているのではないだろうか。私たちは、恐い夢を見ているときに、ほんとうに手に汗を握り、心臓もドキドキしているが、どこかで、「ああこれは夢だ」と思っている自分がいる。そんな感じではなかろうか。

そうだとすると、夢を破るなんて不粋なことはしないで、その夢につき合ってあげて、目が覚めるのを待っていればいいのだ。もちろん、夢と現《うつつ》を行ったり来たりして、結果として夢（過去）の世界に入り込んでしまう人も多いが、それは私たちがつき合ったせいではない。まして、「リアルオリエンテーション」をしなかったからでもない。むしろそうすることで、もっと早く過去に追い込むことになるだけだろう。しかも、周囲に心を閉ざしてだ。どうせ、過去に入り込むのなら、かつての幸せだった時代の人たちに囲まれてニコニコしているほうが、はるかにいいではないか。

話を合わせて徘徊につき合う

回帰型の問題行動の2つ目は「徘徊」である。徘徊とは、「わけもなくうろつくこと」だそうだが、回帰型の徘徊にはわけも目的もある。男性なら「会社に行かなければ」、女性なら「子どもが帰ってくるから家で待っていなければ」と言って出ていくのだ。

見当識障害と同じように、この「徘徊」も、説得して止めようとしないほうがいい。止めるとますます、行かねばならないという強迫観念が強まり、暴力的行動になってしまうこともある。

葛藤型と違って、回帰型の人はあまり粗暴行為には出ないはずで、出たとしてもそれは自分の行動を制止されたことによる、受動的暴力である。こちらの暴力が引き起こした対抗暴力なのだ。こんなときには、訴えている内容がどんなにトンチンカンなことだろうが、その切迫感に共感すればいい。「子どもが帰ってくるから家に帰らなきゃ」と余裕なく訴える人には、「それじゃあ、帰って待っていてあげなきゃね」と、まず話を合わせる。「そうなんだよ」と、老人は急にうれしそうな顔になる。すかさず「お子さんは何人いらっしゃるの？」と聞くと、帰らなければならなかったはずの彼女は、長々と2人の子どもの思い出話を始めるのだ。それで一件落着だ。

話を合わせただけでは落ちつかないときには、徘徊につき合うといい。いっしょに歩きながら、何かをきっかけに熱中できることや話題に転換するのだ。本人が強く訴えているときほど、落ちついてつき合う時間を長くとればいい。すると、そうやってつき合ってくれることを求めていたかのように落ちついてくれることがある。

Nさんの〝ロシア事件〟

特養ホーム入所者のNさん（79歳、男性）が、荷物をまとめて施設から出て行こうとする。介護職が「どこに行くの？」と尋ねると、「うん、ちょっとロシアへ行ってくる」と答えた。私の施設で語り継がれている「Nさんのロシア事件」である。説得もしたし、「食事だから」とか、大好きなアンパンで気をそらしてみようとしたが効果はなく、やむなくいっしょに「ロシア」へ向かうことにした。

現場の職員は、時間に追われて仕事をしているからとてもつき合えないので、残業をしてもいい職種ということで、事務長がいっしょに歩いてくれることになった。しかし、坂道を果てしもなく降りていってしまい、1時間半後には疲れて道路に座りこんで、迎えに来た職員の車にしぶしぶ乗って帰ってきた。

ある日、職員の一人が「どこに行くの?」と聞くと、いつものように「ロシアへ行く」と答えた。彼女は「ふーん、ロシアってどこにあるん?」と聞くと、施設の裏山の向こうを指さしたという。「そう、じゃあ私が行って見てくるから、それまでここにいてくれる?」と言って、その場を離れ、寮母室で考えた。

時間稼ぎのための、その場でとった対応だったから、どうしていいかわからない。しかし、放っておくと勝手に〝ロシア〟へ行きかねないので、数分後、「あのね、行ってみたら今日、ロシアは留守だったよ」と言うと、「そうか、留守ならしょうがない」と言って、部屋に帰ったというのだ。

Nさんは昔、人生のもっとも華やかだったころ、中国東北部で多くのロシア人と交流があったのだという。〝ロシア〟とは、自分がいちばん自分らしかったころの、メタファ(隠喩)なのだろう。

過去に帰らなくていい「現在」をつくる

徘徊をやめさせようとして、睡眠薬や精神安定剤を投与することがある。しかし、薬では、つらい現実から逃れて過去に戻っているという老人の問題は、何ら解決されるものでないことは言うまでもない。それどころか、作用が強すぎて、昼夜が逆転したり、目がトロンとして反応が鈍くなったり、何より足元が不安定になって転倒、骨折を引き起こすことも多い。

老人に落ちついてもらうには、薬よりも人間の関わりのほうがはるかに効果的である。

回帰型の認知症老人が何を求めているかは、なにより彼らの問題行動の中身が教えてくれている。

彼らは、単に見当識が障害されているのではない。過去のなかでも、自分がもっとも自分らしかった時代に戻ることが多いのだ。

男性なら、仕事が圧倒的に多い。一家の大黒柱としてバリバリ仕事をしていたころに戻る。元大学教授が認知症になると、教授の時代に戻る。准教授や講師には戻らないのだ。

女性の場合には、育児や炊事が、徘徊して出ていかねばならない理由の大半である。回帰しているのは、戦中・戦後、産めよ増やせよと言われて子どもをたくさん抱えているというのに、夫は戦地に行ったまま帰ってこないし、食べ物すらないという時代である。大変だったけれど、回りから頼りにされていた時代だったといえよう。そのころが、いちばん自分であることを実感できるのだろう。

ということは、現在の自分が自分であると実感できていない、ということを訴えているのだと言えるだろう。そうだとするなら、ここが自分のいるべき場所であり、

回帰型の人の問題行動

問題行動

①見当識障害
②徘徊
③人物誤認

回帰型の人への関わり方

①回帰した世界につき合う
②訴えに共感する
③行動をともにする
④いま・ここの自分でいいと思えるような現実をつくる

現実の老いた自分こそが自分であり、それでもいいと思ってもらえるような〝いま・ここ〟をつくり出すことがケアの目標である。これも介護者だからこそできる仕事だ。

そのためには、第Ⅲ部で述べた7原則の、⑤個性的空間づくり、⑥一人ひとりの役割づくり、⑦一人ひとりの関係づくり、を中心にして関わってみてほしい。それは、自ずから老人のノスタルジーを満たすものになっているはずだ。

第3章

遊離型の問題行動と関わり方

遊離型とはなにか

遊離型は、老化や障害を持って生きていくことをもはやあきらめ、現実との関係を遮断して、自分の世界に閉じこもることで自分を保とうとするタイプをいう。

遊離型の問題行動の1つ目は、「無為、自閉」である。つまり、何もしなくなり、人と交わることなく自ら孤立していくことだ。だれかを困らせたりするわけではないから、「おとなしい老人」と思われて、問題行動だとは思われていないかもしれない。しかし、それは違う。この現実から逃避して無為、自閉に至っているのは、逃げなくてもいい現実が欲しい、と訴えていることではないか。

もっとも、それはこちらの勝手な思い込みで、本人は放っておいてほしいのかもしれない。しかし、現実との関係を失った老人は、少しずつ荒廃していくと言わざるをえない。

問題行動の2つ目は、「独語」、つまり独り言である。声をかけても反応せず、一人でブツブツ言って、一人で笑っているようすは、見ていて気持ちのいいものではない。また、遊離が深まると、出された食事にも興味を示さず、口に入れても噛もうとしなくなる。そうなると、生命にかかわることにもなる。

もちろん、無理やり現実に引き戻そうとするのは逆効果だ。回帰型のように抵抗することはないが、ますます自閉していくだけである。

青少年の引きこもりに対して、「引き出し人」と呼ばれる人がいる。叱咤激励して、強引に世の中に引っぱり出すようすが、ワイドショーで紹介されたりしたことがある。その後日談を聞くと、ほとんどすべては再び引きこもっているという。

私たちが老人の自閉に対して行うのは、こうした無理やりの引き出しとは全く違う。むしろ、老人が引きこもったところにまで世界を拡張してしまうことなのだ。つまり、引きこもりを肯定した上で、そこから出発して、老人の回りに世界を形成するのだ。逃げなくていい世界をつくるのである。生きているという実感、生きていてよかったと感じられるような生活を再建するのだ。

きっかけとなるのは刺激だ。心は世界から離れていても、身体は現実の世界の中にいるということが、私たちがアプローチできる根拠である。自閉している遊離型の認知症老人も、感覚は外に向かって開いているのだから。

独語ばかりのIさんが、風船バレーにやってきた。

Iさん（94歳、女性）は、長い間の一人暮らしの末、病気になり、ようやく施設入所を承諾した。しかし、入所してきたときには、どんなに声をかけても反応せず、ブツブツと独り言をくり返すだけだった。

昼間は、何を言っているのかはわからなかったが、夜の見回りのときには回りが静かなので、独り言の内容が聞きとれた。なんと、自分で自分の名前を呼んで、自分で返事をしていたのだ。

「Iさん、Iさん」「はい私がIですが」「あなたがIさんですか、さすがですなあ」「ハハハ」と、1人で笑っている。私たちは、老人の笑顔が出るようなケアをしようと言ってきたが、一人で笑っているのは気持ちが悪い。

その翌日、私が老人たちを集め、遊びリテーションの種目のひとつの「風船バレー」をやっていたときのことだ。寮母の一人が、Iさんを車イスに乗せて「彼女も仲間に入れて」と連れてきた。

私は内心、「こんな人が来ても」と思わないでもなかったが、「いらっしゃい、よく来ましたね」と迎えた。もちろん、Iさんは何の反応もなく、ブツブツと独語を続けている。しかし、真っ赤な風船が

引き出し人のやっていること

叱咤激励して世の中に引っぱり出しているが、じつは効果はない。

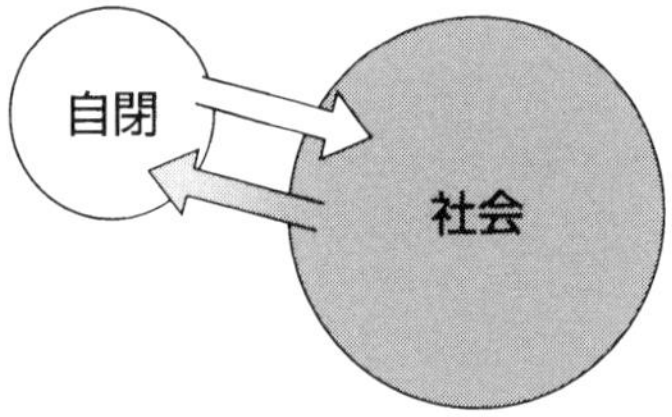

私たちがやるべきこと

社会を拡張する。つまり逃げなくていい社会をつくる。

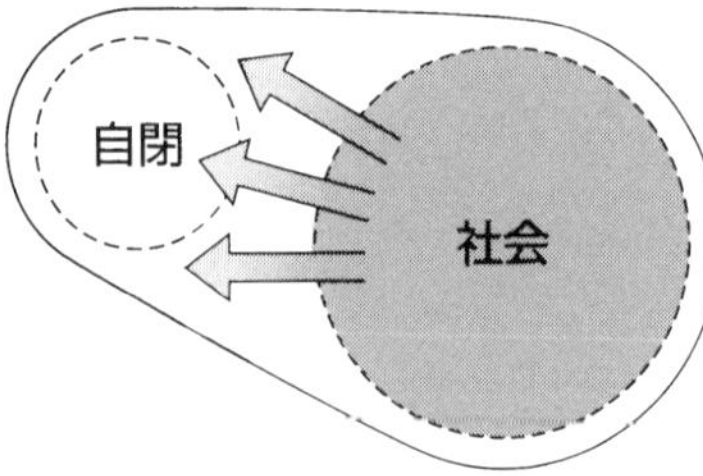

目の前にくると、目が追うのである。そのうち手が出るではないか。自分が手で風船を叩くと、回りがワーッと声を出して反応するものだから、Ｉさんはすっかり夢中になり、45分間、ずっとゲームに参加し続けたのだ。

その夜、Ｉさんに変化が起きた。独語がなくなったのではない。独語の中身が変わったのだ。「あの〝風船つき〟はおもしろかった」とくり返しているのだ。

次の日、私が「Ｉさん、今日も〝風船つき〟に行きませんか？」と誘うと、「おお、行こう」と答えてくれた。入所して初めての、現実世界での会話だった。

レクを「子ども騙し」という狭い人間観

老人介護について取材したジャーナリストや評論家のなかには、「レクリエーションのようなことを老人にやらせているのは子ども騙《だま》しだ」と言う人がいる。私は介護の現場を知らないんだな、と思う。Ｉさんのようなケースを知らないのだ。

彼らは、近代的自我を持った者だけが「人間」だと思っているのだろう。彼らの言う「人権」とは、その狭い人間観を基盤にしたものでしかない。

近代的自我が崩壊していくのが、老いであり認知症である。私たちは、ひょっとするとそれは近代的自我から解放されていくことではないか、とすら考えているのだ。しかし、近代の光の強さに目をくらまされている彼らには、Ｉさんたちは見えないのだろう。

レクリエーションは、葛藤型には向かない。「俺をバカにするのか」と言われるだろう。しかし、Iさんのような遊離型や、子どもの時代にまで帰った回帰型には、これほど有効なものはない。風船の動きや色彩は目から、老人の歓声は耳から、自分の身体を動かせば身体感覚から、手に風船が触れれば皮膚感覚からというふうに、感覚の低下した老人にはマルチな感覚刺激が必要だが、風船バレーはその条件をすべて満たしている。

老化にともなって感覚が低下していくなかで、最後まで残っているのが皮膚感覚である。ほかの感覚が未だ発達していない子どもに対して、スキンシップの重要さが言われているように、他の感覚が低下した老人にもまた、スキンシップは大切である。

スキンシップの3段階

とくに、スキンシップは遊離型の認知症老人に対する最後のアプローチ法だ、といってもよい。介護の上手い人は、上手にスキンシップを使っている。私が提案する「老人ケアのスキンシップ3段階」は次のとおりだ。

まず握手だ。「また来週来ますから、それまでお元気で」とか、「明日また会いましょう」と言いながら、別れるときに握手をしてみてほしい。デイサービスに関わっているとき、私が少々苦手な利用者がいた。もちろん、態度には出していないつもりだが、会話もギクシャクしてうまくいかないのだ。その人に、一日の終わりに握手をすることにした。不思議なものである。「形から入る」というのはこういうことなのだ。手と手の温みをとおして、わだかまりがすっと消えていく感じがした。読者にもお勧めである。

次が、肩に手を回す。これは、例えば久し振りに会ったときだ。「お元気でしたか?」とか、「どうしてたんですか、しばらく見なかったけど」と言いながら、肩に手をかけてほしい。握手に比べるともっと身体は近づき、心も近づくはずだ。

そして最後が、頬をすり寄せる。これは急にやるものではないし、やっても気持ち悪がられるだろう。つまり、思わずそうしたくなるような、うれしい場面をつくってほしいのだ。何年も家から出なかった人が、初めてデイサービスにやってきて、幼なじみと出会って涙したときなど、思わず頬をすり寄せたくなるではないか。いくら仕事でもそこまではできない、という人は、もちろんやらなくてもいい。やらねばならないと思ってやっても、少しも効果はないのだ。そんなことは、認知症老人には見抜かれているのだから。

遊離型の人の問題行動

問題行動

①無為、自閉
②独り言

遊離型の人への関わり方

①遊びリテーションをはじめとする多彩な刺激
②スキンシップ

第4章　その他の認知症の問題行動と関わり方

アルツハイマー病の問題行動と関わり方

アルツハイマー病者は、あたかも認知症の3分類、つまり「葛藤型」「回帰型」「遊離型」のすべての問題行動を表わすかのように見える。ちょっとしたことばに怒ったり、介護を強く拒否したりする「情緒不安定」や「粗暴行為」は、葛藤型と共通している。また、進行してくると急に過去に戻ってしまうことがあり、これは「回帰型」に見える。さらに少しずつ、しかしこれまで見てきた一般の認知症老人に比べると、不可避的な感じで、遊離型の特徴である無為自閉に至ることが多い。

そう見ると、アルツハイマー病もやはり認知症で、「葛藤型」から「回帰型」へ、さらに「遊離型」へと移行していくタイプだと考えてしまうかもしれない。

しかし、よく見なくても、3分類のタイプのいずれとも違っていることがわかるはずだ。アルツハイマー病は、記憶障害、とくに最近のことを覚えていないという「記銘力障害」からはじまる。記銘力障害は、正常な老化にも同様にともなうもので、「すっかり物忘れがひどくなってしまって」と苦笑いしながら、必要なことは回りの人に尋ねて生活していくのが大半の老人である。しかし、記銘力障害をはじめとする老化や、身体障害を受け入れるのが難しいときに、「葛藤」「回帰」「遊離」という反応をとるのが認知症である。

アルツハイマー病者の反応は、そのいずれとも違うようだ。まず、記銘力障害になった自分を意識している自我が、ちゃんと存在している印象である。認知症の場合には、自我全体がゆるく解体しつつある感じなのに対して、アルツハイマー病者は、自我のなかの記銘力だけが突出して低下するため、自我は困惑し、不安となり、そうした自分を回りに隠そうと工夫する。例えば、そのひとつが「とりつくろい言語」といわれるものだ。

「……アルツハイマー病では、しばしば『とりつくろい言語』と呼ばれる対応法で質問をはぐらかす特徴が見られる。たとえば、『今何歳ですか』と聞いたとき、本当は答えられないのに『大正3年生まれだから、えーと何歳になったかなあ』などとはぐらかしている。孫の歳を聞いても『あの子はいくつだったたっけ』と周囲の人に聞いて『ああ、そうだった、なにしろたくさん孫がいるから』などとうまくごまかす」

これは精神科医の和田秀樹が書いた本『間違いだらけの老人医療と介護』(講談社+α文庫)の記述である。そこから受ける印象は、プライド、つまり本来の自己像をなんとか守ろうとしている必死の姿である。

なぜアルツハイマー病者は、自分をそのまま受け入れる人が少ないのだろうか。比較的、若いときに記銘力だけが低下するため、受け入れられないのは当然とも思えるが、受け入れられないこともまた脳の病変から来ているのかもしれない。

「葛藤型」の人は、表情は豊かである。怒ったり笑ったりする。しかし、アルツハイマー病者は、「葛藤型」に比べると、自分の表情を表に出さないようにしているかのようである。

見当識障害も、「回帰型」とは違う。認知症の回帰型が、かつての自分らしかった時代に戻っているのに対し、アルツハイマー病者はそうとは限らない。「回帰」というよりは現在と過去が「混乱」している感じだ。

「遊離型」に見える無為自閉にも違いがある。遊離型は、私たちが与える刺激に対してそれほど拒否はせず、それなりの反応を示して変化を起こすが、アルツハイマー病者は、あたかも固い意志で自閉しているかのようだ。こちらからの刺激に反応して変化することは少なく、私たちにはわからない内的な理由で、突然不安になったり、落ちついたりするのが特徴である。

アルツハイマー病者への関わりは、こうした特徴を頭に入れた上で、その時期に出現してくる「葛藤型」「回帰型」「遊離型」に合わせて、それぞれの関わり方を参考にしてほしい。「認知症ケアの7原則」も、もちろん前提である。

脳に原因があるのだから、何をしても効果はないなどと考えるのは、個体還元論による思考停止である。脳に器質的原因があるからこそ、関わり方をより基本的に実践しなければならないのだ。とくに、第V部で述べるように便秘、脱水、発熱を見逃さないことは介護者の義務である。

医学書には、「進行性で人格が崩壊し、寝たきりに至る」などと冷ややかに書かれているが、どんなに認知症が進行しても、親しい人の顔を見るとホッと安心する表情を見せてくれることを、現場の介護者は知っている。寝たきりになるかならないかも、介護者の関わり方ひとつであることは言うまでもない。

ピック病の問題行動と関わり方

ピック病は、脳に起因する病気である。これは、アルツハイマー病の場合よりはるかに確定的で、前頭葉の萎縮による。したがって、症状も前頭葉症状が出現することになる。

前頭葉といえば、脳の中でももっとも大切な部分で、考えたり判断したり、しゃべったりする機能を司《つかさど》っているから、ここが障害されると大変な問題が生じることになる。

まず、40～50歳代で発症することが多いので、認知症と違うことはすぐにわかるはずだ。ある日、自制を欠いた行動をして周囲に騒がれることで、家族が気づくことが多い。初期には、本人に意識があり、「俺はダメになってしまった。病院に閉じこめてくれ」と言ったりすることも、認知症との違いである。

ピック病者の言動は、理解しにくいことばかりだ。人によって症状は違うが、現場で経験したケースをいくつか挙げてみる。突然、デイサービスから外に走り出すのだが、説得すると逆効果で、止めようとしても若くて力があるから、職員が投げ飛ばされたりする。やむなく後ろからついていくのだが、不思議と道に迷うことはなく、ちゃんと家にたどり着くことが多い。脳の地理的記憶を司る部分は障害されていないのだ。これは、一般の認知症老人やアルツハイマー病との大きな違いである。

じっとしていることができない人もいる。とにかく動き回って、疲れることを知らないかのようだ。それにつき合う介護者はくたびれ果てる。でも、その人は車に乗っている間は落ちついている。そこで、落ちつかないときにはドライブに連れて行くことにした。自分が動いているか、回りが動いていると落ちつけるらしい。

やさしく声をかけても、それが刺激になるらしく、興奮してしまう人がある。そんな人は、人の多いデイサービスでは落ちつかず、狭い民家を使った宅老所のほうがいいようだ。

毎日、同じ服で同じ道を散歩し、同じように声をかける。そんなふうに、生活が極端にパターン化してしまう人もいる。その場合、何かの事情で生活のパターーンを崩されると、パニック状態になってしまう。

ピック病は、認知症老人の3分類では「葛藤型」に似ているといえる。無為自閉に至るタイプもいるのだが、粗暴行為をするタイプが介護困難で目立つために、そう思うのかもしれない。

ピック病のケアのポイントは、1に人、2に慣れ、のようだ。

いくら脳に病変があっても、ピック病の人にもっとも大きな影響を与えるのは、何よりも「人」だ。葛藤型には「特別な関係」をつくることを勧めたが、ピック病でも同じである。ただ、だれと特別な関係ができるかは、ピック病者が決める。だれといっしょだと笑顔が出て、比較的落ちついているか、長い時間をかけて観察してみてほしい。

いま思うと、ピック病だったと思えるTさん（70歳、男性）は、特養ホーム入所後、問題行動だらけの〝嵐の1カ月〟（職員が名づけた）を過ぎ、女性の生活指導員の顔を見ると落ちつくようになった。朝食後イライラしていても、日勤の彼女が顔を見せるとホッと安心するようだった。しばらく顔が見えないと相談室まで探しにきて、いるのがわかるとホッとして、自分のベッドに戻った。

問題は、彼女が出張で3日くらい続けて休むときだった。スタッフは「影武者」を仕立てた。彼女と背格好の同じような事務職の女性に、彼女と同じ髪型をしてもらい、彼女の服を着せ、朝・昼・晩と顔を見せるようにしたのだ。

本人の「慣れ」と介護者の「慣れ」

2つ目の「慣れ」とは何か。ピック病者の生活をパターン化して、それに慣れてもらうことで、落ちついてもらうのだ。そのとき、毎日同じ行動をくり返すという特徴を、逆手にとる。朝食後、同じスタッフがトイレに同じことばで誘う、という具合である。

慣れには、じつはもうひとつある。それは介護している側の慣れである。ピック病は珍しい病気で、介護現場でちゃんとケアされていることは少ない。問題行動が激しいため、病院では薬で抑えられていたり、鍵をかけた部屋に閉じこめられているのだ。ところが、在宅やグループホームで、多くのピック病者を支えている実践がある。

仙台市で、精神科医の山崎英樹が率いるグループホーム、デイケア、デイサービス、宅老所がそれだ。ここでは、どんな認知症でも引き受ける。もちろん鍵もかけていないから、走り出るのを止めようとして抵抗され、職員はあざの消えることがないという。それでも、ピック病者たちに振り回されながら、なんとか支えている。

コツを聞いてみると、「介護職は最初、こんな人はとても見られない、と訴える。でも、1カ月経って『どうだ?』と聞くと、『もう慣れました、何とかなります』と答える」とのことだ。職員も慣れたのである。もちろん、怒っていたかと思うと、急にニコニコする顔の邪気の無さに、情が移ってしまってもいるのだ。

アルツハイマー病者と同じように、脳に病変があるからこそ、介護の基本をちゃんとすべきである。本人が訴えられない便秘、脱水、発熱を、代わりに気づいて対応するのは、介護職の基本中の基本である。

第V部

問題行動への対応法

第1章　問題行動の原因を生活のなかに探す

「上流」のケアが前提

問題行動にどう対処すればいいのか、というハウツーをみんなは聞きたがる。介護現場はともかく困っているから、具体的方法を得たがるのは当然だし、〝まごころ〟や〝やさしさ〟を説教するばかりで具体性のない倫理主義に比べれば、はるかに健全である。

しかし、もっと健全なのは、問題行動が起きないようなケアをすることである。「認知症ケアの7原則」としてまとめて提起したが、こうしたケアをやろうとしない現場にかぎって、問題行動への対処法を知りたがる傾向がある。それは、川の上流でゴミを垂れ流しにしながら、下流でゴミを拾う上手な方法を教えてくれ、と言っているようなものである。

もちろん、いくらいいケアをしても、問題行動がなくなるはずはない。「対人関係技術（例えばバリデーション）をマスターすれば、問題行動はなくなる」なんて信じている人は、人間というものを操作可能で単純なものだ、と考えているのだろう。そういう人は、いますぐ人間相手の介護という仕事を辞めたほうがいい。

しかし、いい介護をやっていると、老人の気持ちも見えてくるから、「今晩は問題行動が出るぞ」とわかってくることがある。そして「あ、やっぱり出た」というかたちで、問題行動を迎えられる。それだけで介護する側には余裕があるから、問題行動への対処もうまくいくのだ。

もちろん、突然、問題行動に直面することも多いし、いくら認知症のケアをちゃんとしろと言われても、いまここで徘徊している老人にどう対応すればいいのか、という切実な問いへの答えにはなっていない。そこで、問題行動への、その場での対処法を提起したい。

こうした対処でうまくいくこともあれば、うまくいかないこともある。それは、対処法が適切かどうかもあるが、それ以上に、日頃からちゃんとしたケアをしているかどうかのほうが影響する。いわば、老人の問題行動とは、私たち介護の側の〝問題〟を露呈しているものだともいえる。

「認知症」が問題行動の原因ではない

問題行動の原因を、「認知症」に求めてはいけない。なにしろ、同じ認知症でも、問題老人でない人もいるし、また同じ人が、ある施設では問題行動だらけなのに、他の施設に移ったら何ら問題はなくなった、なんてことがいくらでもあるからだ。

では、原因はどこにあるのか。

認知症は、老いた自分、老いてさらに障害を持った自分自身との関係障害、つまり、自分自身への適応困難というかたちで表われている。したがって、さらにそれに新たな変化が加わると、ますます適応は難しくなる。

そこで「認知症ケアの7原則」が出てきた。もう一度、復習しておこう。

①環境を変えない
②生活習慣を変えない
③人間関係を変えない
④介護をより基本的に
⑤個性的空間づくり
⑥一人ひとりの役割づくり
⑦一人ひとりの関係づくり

問題行動の発生の裏には、こうした原則が実施されていないことがある。つまり、

①環境の変化
②生活習慣の変化
③人間関係の変化
④食事・排泄・入浴が不適切
⑤画一的な生活空間
⑥役割の喪失

⑦人間関係の喪失

である。これらは、認知症そのものの原因でもあるとともに、問題行動を起こす原因でもある。

いま挙げた7項目のなかでも、問題行動の直接の引きがねとなっているものがある。それは身体の不調である。7原則で言うならば、④の介護、および看護職、医療職、栄養士による健康管理の問題ということになる。

認知症老人の問題というと、精神の問題だと考える人が多いが、問題行動が起きるかどうかの最大要因は、身体の側にこそある。心が身体と密着しているのが認知症老人なのだ。

問題行動はなにより、認知症老人が身体不調という小さな危機を訴える非言語的表現なのである。

問題行動の原因となる身体不調……①便秘

問題行動の原因の半分以上は、便秘である。排泄ケアをちゃんとやっていないまま、オムツにしてしまっている施設なら、7割はそうかもしれない。在宅の老人でも同じくらいの割合

問題行動の原因となる身体不調

- ①便秘
- ②脱水
- ③発熱
- ④慢性疾患の悪化
- ⑤季節の変わり目による変調
- ⑥薬の副作用による変調

だ。訪問しているヘルパーや看護師が、老人の排泄に興味を示していないことが多いからだと思われる。夜間の不眠や奇声、徘徊に困っていたケースでは、訪問看護師が3日以上の便秘にしないようアドバイスをした結果、問題行動は皆無になり、介護をしている嫁さんから泣いて喜ばれたという話もある。

私たちが、便秘が大半の問題行動の原因であることに気づいたのは、特養ホームのFさんがきっかけであった。入園してきて数年間、何日かおきに夜、眠らないで大声で歌をうたう。ときには興奮して、幻覚めいた症状さえ出てくる。

私は『介護覚え書』（医学書院）のなかで「Fさんの『美しき天然』」と題してFさんのことを報告した。「美しき天然」とはFさんが得意だった歌の題名である。「♪空にさえずる鳥の声……」という歌い出しだ。

認知症だからしかたないとは考えないで、問題行動の原因は生活のなかにあるはずだと、介護記録をさかのぼって探していく過程については、前掲書をお読みいただきたい。ともあれ、いろいろな仮説を立ててみるのだが、どれも関係がない。そして、ついに見つけたのが排便表との因果関係だった。3日以上排便のないときに、問題行動が起きていたのだ。

何のことはない、私たちはFさんの便秘という不快感の訴えに気づかないで、それを〝問題行動〟だと言ってきたのだった。

人によって個体差はあるが、3日以上の便秘にしないことが認知症老人にとってはきわめて大切である。だからといって、下剤や浣腸で出してしまおうとは考えないでほしい。下剤や浣腸は、化学物質の力で直腸を異常収縮させて排便させるという方法である。それをやればやるほど、本来持っているはずの生理的排泄能力を失わせてしまうことになるからだ。

もちろん、やむなく、下剤や浣腸を使うこともあるし、摘便することもある。しかし、その前に生理的排泄を保証しなければならない。「認知症ケアの7原則」の④でも述べたように、毎朝、朝食後に座ってふんばる習慣をつけてもらうことだ。

Fさんはその後、問題行動はほとんどなくなり、原因不明の発熱も起きなくなった。認知症になると長生きできないなどと言われていた時代だったが、98歳まで長生きした。

問題行動の原因となる身体不調……②脱水

認知症老人の問題行動の原因の多くが脱水症状によるものであり、しかも、その脱水が最大の原因である便秘をつくり出していることを教えてくれたのは、竹内孝仁だった。

介護の教科書が何もなかった時代に、竹内は脱水は恐い病気で生命にかかわること、脱水の予防がいかに大切かを教えてくれた。そういえば、夏のあいだ微熱が続き、そのうち夜間せん妄を呈し、秋になる季節の変わり目に亡くなる老人が多かった。

いま思えば、どうしてそんなことに気づかなかったのかと思うが、なにしろ私たち介護職は全員シロウトで、医師も看護師も、そんなことはだれも教えてくれなかったのだ。

竹内は、脱水の早期発見法も教えてくれた。「口のなかが渇いていれば重症、腋《わき》の下を指で触ってみて、湿っていなければ脱水の始まり」だと。しかも、「医者に連絡して点滴して手を縛るくらいなら、口からポカリスエットを飲ませろ」とも。

脱水の予防は、認知症老人だけではなく、一般の老人の介護にとっても重要である。人間の身体は60％以上が水分で、その水分が10％以上減ると、脱水になる。

問題行動以外の、脱水による初期症状を挙げておく。介護している人ならだれでも気づくことばかりだから、脱水の発見は、なにより介護者の仕事である。

①元気がなくなる
②食欲がなくなる
③尿量が少なくなる、便秘になる
④吐き気をもよおす
⑤37度前後の発熱（ふだん体温の低い人では、36・5度ということもある）
⑥皮膚が乾燥する

これに気づかないで放置していると、うつらうつらしてきて（傾眠状態）、さらにわけのわからないことを言ったり、幻覚が出たり（せん妄状態）してしまう。

脱水は夏だけのもの、と思ってはいけない。暖房の完備した現代では、冬でも脱水になる老人が多い。嘔吐や下痢で水分を排出してしまっても脱水になるので、注意が必要だ。

対応法は、もちろん水分の摂取である。人間の体液に近いスポーツドリンクや、お茶、牛乳、ゼリー、かき氷などを摂ってもらおう。食べ物は、固形物でも大半は水分だから、食事をしていれば一定の水分は摂取されていることになる。しかし逆に、食欲がなくて食事をしていないと、それだけで脱水症になると考えたほうがいい。

問題行動の原因となる身体不調……③発熱

発熱は、夏で37・5度までの微熱なら、まず脱水を疑う。冬なら風邪やインフルエンザだが、問題は認知症老人本人が、発熱に気がついたり訴えたりしないことだ。

もちろん、身体はその不調に気がついているのだが、それを「熱があるんじゃないか」と考えて検温したり、回りに訴えたりするというふうにはならないで、徘徊といった問題行動というかたちで表現するのだ。それに気づかず、精神安定剤を飲ませたり、個室に閉じこめたりすることこそ、介護者の側の〝問題行動〟である。

問題行動が起きたら、(1)排便表をチェックする、(2)腋の下を触ってみる、(3)検温してみる、これが介護者がまずなすべきことだ。

問題行動の原因となる身体不調……④慢性疾患の悪化

認知症老人の問題行動の出現は、その人の慢性疾患の悪化のバロメータでもある。認知症老人の慢性疾患の管理は大変難しい。しかし、日頃のようすをよく知っている介護者なら、問題行動とまでは行かないが、何となく落ちつきがない、いつもより無表情だ、といったかたちで気がつくはずである。①便秘、②脱水、③発熱と並んで、その人の慢性疾患を頭に入れておき、例えば糖尿病の人なら血糖値のチェック、高血圧症なら血圧の測定をしてみてほしい。もちろん、必要だと思ったら看護職、医療職に情報を提供すべきだ。

問題行動の原因となる身体不調……⑤季節の変わり目による変調

Oさん（86歳、女性）が、「おはよう」と相談室に顔を見せる。見ると口紅は真っ赤、眉は真っ黒だ。私たちは顔を見合わせて、「今年も春が来たね」と言い合う。

季節の変わり目、とくに冬から春にかけては、認知症老人が落ちつかず、問題行動が出やすい。おそらく、自律神経のバランスが崩れ、交感神経の働きが強くなるせいだろう。

ある女性は三昼夜、ほとんど寝ないで廊下を這《は》い回った。目はランランと輝き、睡眠薬も効かなかった。ちょうど梅の花が満開のころだった。

Oさんは、10年も冷暖房完備の施設で生活していたが、それでも人は自然といっしょに生きているのだろう、梅と桜が満開のころには、毎年のように化粧が濃くなり、夜中に起き出してはせっせと私物の片づけをしたりした。

日本人は梅見に出かけたり、桜が咲くと花見で酒を飲んで騒ぐが、あれはちょっと精神の不安定な時期に、パーッと騒いで欲求不満を解消しようという、民族の知恵なのだろう。そういえば私も、急に気候が春めいて暖かくなると、一晩中夢を見て熟睡できないことがあるが、あれも将来、認知症になったときに問題行動に結びつくのかもしれない。

この時期に、介護する側が気をつけなければならないことは何か。欲求不満解消のための宴会は効果があるが、それ以外にはあまり変化をもたらさないほうがいい。自律神経の変化に適応できず、混乱しているところに他の変化が重なったのでは、問題行動という火に油を注ぐようなものである。

ところが、この時期は年度末にあたり、介護する側はただでさえ落ちつかなくなる。そこへ新人職員が入ってくるは、なじみのスタッフが配置替えになるはでは、老人はたまらない。とくに、年度末にはなるべく変化を少なくしてほしい。

問題行動の原因となる身体不調……⑥薬の副作用による変調

最後に「薬」を挙げたが、介護をちゃんとしていないために、精神安定剤や向精神薬を安易に使っている病院や施設の老人、あるいは介護に興味のない医師にかかっている在宅の老人の、問題行動の原因でもっとも多いのは、この「薬」かもしれない。

そもそも、薬で、認知症そのものや問題行動を抑えてしまおうというのは、その原因への対応を考えないで結果だけをなくそうという、非科学的な方法である。しかも、老人の場合は、薬の効きすぎや副作用が、必ずといっていいくらいに起こる。そのあげく、かえって認知症を進行させて、もっと大変な問題行動を引き起こすのである。

例えば、徘徊で足元がフラフラしているのは、安定剤の副作用であることが多く、転倒・骨折の最大の原因である。なにしろ、家族や介護職が、激しい問題行動が出るのも覚悟して薬をやめてみると、逆に問題行動がなくなってしまったという例は、いくらでもあるのだ。医者には無断で薬をやめているから、家族や介護職から報告されることがないので、医療系の学会で発表されることがないだけである。

精神科医としてだけでなく、評論家としても名を知られる和田秀樹は、前にも引用した『間違いだらけの老人医療と介護』のなかで、「いらないクスリは思い切ってやめよう」と呼びかけている。そして薬を、勝手には切れない「治療薬」と、症状が悪化しなければ切れる「予防薬」、そして切ったときに症状が再現しなければかまわない「対症療法剤」の3種類に分けている。睡眠剤や安定剤は、この「対症療法剤」に入る。

もちろん、医者に相談もなく薬を切るのは危険だし、責任もともなうから、ちゃんと情報交換をして、医者との協力の下で行うべきだ。しかし、協力が得られないときにはいい方法がある。主治医を変えることだ。それもできないなら、家族と介護職が責任を取ろう。

第2章 物忘れとお漏らし

「物忘れ」の問題と、その対応の問題

老人の物忘れの特徴は、最近のことを忘れてしまうことにある。30年も40年も前のことはしっかり覚えているのに、ついさっきのことを忘れているのは不思議な感じがするが、これは記憶の仕組みを考えれば納得がいく。

記憶は、記銘、保持、再現という3つの組み合わせで保たれている。老化は、その仕組みの入口の記銘力を低下させる。記銘されていないものは保持、再現できるはずもないから、最近の記憶になるほど思い出しにくくなる。逆に、若いころにしっかりと記銘された思い出は、保持、再現できるというわけだ。

老化にともなうある程度の物忘れは、本人がそれを自覚してうまく対応すれば、生活に障害をもたらすことはない。「物忘れがひどくなって、私ももうろくしたものだ」と嘆きつつも、メモを取った

り、回りの若い人にその都度、尋ねて確認したりすれば、どうにか生活を送ることはできる。

しかし、脳細胞の萎縮が原因であるアルツハイマー病の場合には、まだ老人とはいえない年に記銘力の低下が起こり、しかもどんどん進行していくから、これを自覚してうまく対応していくのは、極めて困難だろう。

自然と思えるような老化にともなう物忘れでも、病的としか思えないアルツハイマー病の物忘れでも、私たちの関わり方は共通している。しっかりしている記憶は何か、あやうい記憶は何かを見極めて、前者は回想や手作業の再現などによって引き出し、後者はさりげなく援助することだ。

あやうい記憶を明らかにして、教えてやろうといった態度は、老人を追い込むだけで、老化にすぎない物忘れの老人を認知症に追い込むこともある。また、アルツハイマー病者の暴力を引き出してしまうこともあるので、気をつけたい。

老人を試してはいけない

例えば、施設に孫が面会にやってきている場面で、「○○さん、この人だあれ？　わかる？」なんて尋ねるのはやめるべきだ。老人を試してはいけない。もしわからなければ、人前で恥をかかすことになり、老人のプライドを傷つけるし、わかっていたとすると、バカにされたと感じて、やはりプライドを傷つけるだろう。

わからないのかなと感じたら、「よかったねえ、お孫さんが来てくれて」と、さりげなく教えてあげるべきだろう。それも、さりげなくできないようなら、黙っているほうがよほどいい。

私たちは、わからないことはみんな人に聞いて生きてきた。例えば、法律については私はほとんど無知だが、必要があれば弁護士に助けを求めればいい。それと同じように、年をとって物忘れをしたら、回りの若い人に助けを求めればいい。

「老人を試してはいけない」と書いてはいるが、私もかつてはよくやっていたものだ。94歳のSさんのベッドサイドに行って、「Sさんは、年なんぼ?」と声をかける。もちろん、私は知っているのだから、不自然な会話である。

「さあ、なんぼになるかのう」と、Sさんは考え込む。「だいぶんになるで」と言ったあと、「あんた、どうしても知りたけりゃ、役場へ行って聞いてみてくれ」と言った。たいしたものだ。彼女は、自分が年もわからなくなっていることを、よくわかっているのだ。そして、それを恥ずかしいとは思っておらず、よくわかる人に聞けばいい、と言うのだ。94歳という年に、見事に適応しているではないか。

ちなみに、老人に年齢を聞くことには慎重でなければならない。年齢を覚えるのは難しいからだ。やっと覚えたころには1年が経過して、新しい年齢に変わってしまうのだから。それよりも、一生変わることのない、生年月日を聞いてあげよう。

物忘れそのものの問題はもちろんある。しかし、老化であれ病気であれ、それが不可避なものだとしたら、物忘れする本人が回りに助けを求めることができないことと、私たちがうまく助けられないことこそが問題となるのだ。

お漏らしのアセスメントと対応

意識を失って失禁してしまったら、すぐに救急車を呼ぶべきだし、痛みをともなってお漏らしした ら、泌尿器科に受診すべきだろう。こうした病的なものが原因となった場合を除けば、お漏らしは、物忘れと同じように老化にともなうものである。しかし、物忘れ以上に老人のプライドは傷つくので、適切な援助を求めることができないことと、私たちもまた、適切な助けを提供できないことが問題をつくり出しているのは、物忘れの場合と同じである。

まず老人は、お漏らしが起こったことを隠そうとして、汚れた下着を押入れにしまいこむ。家族がそれを見つけて問い質《ただ》すと、自分がやったのではない、と言い張る。お漏らしを認め難いため、お漏らしする自分を認められなくなって、葛藤、回帰、遊離という、それぞれのタイプへの認知症に至ってしまうのだ。

介護するわれわれの対応にも問題がある。一度お漏らししただけで、オムツを当ててしまうという対応が、老人のプライドを台無しにし、認知症に追いやるケースが未だに絶えない。

「人は赤ん坊のときにオムツを使い、年をとってもう一度赤ん坊に戻るのだから、オムツを使うのは悪いことじゃない」と言う人がいるが、それは、赤ん坊のようになったときの話である。つまり、老化が進行し、認知症がもっとも深まった状態なら、オムツは使っていいだろう。しかし、赤ん坊どころか、自意識もプライドもある人に、安易にオムツを当てられてはかなわない。それは、トイレで排泄するという、当たり前の生活を断念させることなのだから。何度でもくり返すが、老人にとってオムツ交換が屈辱なのではない。オムツが屈辱なのだ。

お漏らしの原因を考えて、トイレに行ける工夫をしてほしい。原因とその対応は次のようなものである。

⑴尿意の識別ができない→切迫感だけはあるので、落ちつかなくなっているはずだ。それに気づいてトイレに案内する。

⑵尿意はわかるがどうしていいのかわからない、またはトイレの場所がわからない→不安そうにウロウロしているはずだ。それに気づいてトイレに案内する。

⑶いつの間にか漏れていて、下着が濡れてから気づく→尿道括約筋のゆるみによるためなので、安心パンツやパッドの使用を勧める。体調の不良や、心理的不安による一時的なものであることも多いので、その原因を探して対応する。

本人が受けているショックの大きさに共感しながらも、老いの一現象として、他人に介護してもらうことの心理的負担を感じさせない、さりげない、適切な介助をすることがプロの介護職の仕事だろう。こうしたケアは、家族には難しい。自分を育ててくれた、しっかりしていた親がお漏らしをして情けない、という気持ちがあるし、老人の側も、子どもに介護を委ねるのは複雑な気持ちだろう。

ここをこそ介護職に任せてほしいのだが、それに応えてちゃんとした排泄ケアのできる介護職が少なすぎる。なにしろ、介護の学校でさえ、オムツ交換という後始末の方法しか教えていないくらいなのだから。第Ⅲ部「認知症ケアの7原則」の④のなかの、排泄の部分を参考にされたい。

第3章　介護拒否、帰宅願望

「問題行動」の本質

介護拒否は、介護する側にとってはやっかいなものである。客観的に見れば、介護の必要な人にケアをやってあげようとしているのに、それを拒否されるのだ。まず、仕事にならない。それだけではなくて、介護者としての自分を否定されているような気になるからだ。

帰宅願望もそうである。一人暮らしはとても無理で、施設にいるより他なかったり、デイサービスに居なければならないのに、「家に帰る」と言い張られると、介護職にとっては職場であるこの場を否定されている気がしてしまう。

だから、〝精一杯いいケアを〟と思っている介護者ほど、「介護拒否」と「帰宅願望」は、「問題行動」と感じられるはずである。「せっかくがんばってケアしているのに、拒否するなんて」という感情が働くのだろう。

介護家族が認知症の老人に暴力を加えたり、あるいは老人を制止しようとして結果的に暴力になってしまったケースを調べてみると、この「介護拒否」がきっかけになっていることが多いのも、そのことの表われだろう。

だが、この「介護拒否」と「帰宅願望」は、認知症にとっては本質的な問題の表われなのだ。したがって、この2つにどう対応するのかは、認知症老人のケアの本質が問われると言っていい。なぜなら、「介護拒否」は、単に入浴とか排泄といった目の前の介助を否定しているだけではなくて、「介護される自分」の拒否だからだ。老いた自分自身との関係障害として認知症が表われていることを知れば、当然のこととして理解できるだろう。

したがって、それは介護関係のなかにいる自分を拒否し、介護関係そのものを拒否することになる。当然われわれは、介護者であることそのものを拒否されているのだ。帰宅願望もまた、「この場所で介護を受けている自分」や「ここで何もしないでいる自分」の拒否である。

もちろん、回帰型による見当識の過去へのシフトや、アルツハイマー病の見当識の混乱が帰宅願望をもたらしている場合も多い。だが、私にはむしろ逆に、介護される自分への拒否が、ここに居るわけにはいかないという切迫感になり、その理由として、過去の自分の役割を持ち出しているかのように見えてくる。「乳をやりに行かにゃいかん」とか、「子どもにご飯を用意しておかなきゃ」というふうにである。

帰宅願望は、介護関係の場から逃れたがっていることの、もうひとつの表現である。だから、帰らねばならない「家」は、必ずしも現実の家というわけではない。施設関係者は、老人が「家に帰りたい」と言うと、入所前に住んでいた家だと考えがちだが、じつは在宅の老人もまた、「家に帰らなきゃ」と言って出ていこうとする。

女性の場合には、「結婚する前に住んでいた実家のことだろう」という人もいるが、そういうわけでもない。養子をもらってずっと実家に住んでいた人でも、やはり「家に帰る」と言い張るのだから。どうやら「家」とは、「本来自分のいるべき場所」という意味らしい。家がどこであれ、いまのこの場所が自分がいるべき場所だとは感じられない、という訴えなのだ。

それなら、私たちは救われる。施設であれ、デイサービスやショートステイであれ、老人が「ここにいていいんだ」と、無意識が安らげる条件をつくればいいのだから。

無意識が安らげる条件づくり

それには、「認知症ケアの7原則」のうちの、最後の3つを大切にしてほしい。すなわち、

⑤個性的空間づくり
⑥一人ひとりの役割づくり
⑦一人ひとりの関係づくり

である。

まずは、施設のベッド回りや、デイサービスのコーナーを、その人のために個別化するのだ。さらに「3つの条件」⑴かつてやっていたことか、それに近いこと、⑵現在の身体的能力、精神的能力

できること、(3)その役割を果たすことで回りの人から認められること）に見合った役割をつくってほしい。もっとも、「帰りたい」と言い張っている最中に「役割」を持っていっても、押しつけとしか受け取られないだろう。

最後の、一人ひとりの関係づくりのポイントは、彼らが介護関係から逃れたがっている、という点である。このことの洞察がないままだと、むしろ私たち介護者は、介護を受け入れるよう、ここに留まるよう説得してしまうことになる。これでは、自分の介護者としての立場をますます強調してしまうことになるのだ。じつは、それこそが老人が拒否してしまうものなのに。

そこを見事に洞察してみせたのは、鳥取で宅老所「いくのさん家《げ》」を運営している竹本匡吾《きょうご》である。

そのうち井原さんは、夕方になると息子が迎えにくるというのをおぼえていられるようになり、毎日昼ごろからデイの玄関で待つようになった。

目を離すと、歩いてどこかに行ってしまいそうで、職員は時折言葉かけをするのだが、なかなかうまくいかない。

「7時ごろに息子さんが迎えに来るから」などとうかつに話すと、「なぜあなたはそれを知っているんですか」と逆に突っ込まれそうな上に、「まだ来られないから中で待ちましょう」などと言っても、「結構です、ほっといてください」と言われるのがオチだった。

井原さんにとっては、われわれ職員が引き止めるから帰れないのだと思っているフシがあって、帰れないことを職員のせいにして、待っていることの辛さを都合よく他人に転嫁しているところもあった。

その日も少しいらいらしながら待っていた井原さんは、そばに寄ってきた私がまたおかしな言葉かけをするかと思ったようなので、私はあえて「日が長くなりましたねー」と全く無関係な声かけをして遠くを見た。すると少し驚いたのか戸惑ったように「そうね、ずっと待ってるんだけど（息子が）来ないんよ」と言い、寂しげに笑ったのだった。

つまり「息子を待っている」のは井原さん個人であり、私ではないし、ましてや私のせいで待たされているのでもない、という関係がその瞬間2人の間にバチッと確立したのである。そんなことがあった以後、待つのに飽きると建物に入り、皿拭きを手伝ってくれることもあるようになった。

デイに限らず施設の職員は、お年寄りをなんとか説得してそこに適応させようとし、それが上手なことを自慢に思ったりもしている。そこには、「自分は施設の職員で、このお年寄りは利用者だ」という一方的な分断線があるのである。

「家に帰らせて」とせがむお年寄りに、職員という立場から説得という手段で相手をすることは、かえって問題に正面から向き合わず、逃げているだけのように私には思える。その瞬間、介護職であることを忘れてただの一個人、一私人として相手をしないことはむしろ卑怯《ひきょう》なことではないだろうか。

職員という立場ではなく、ただの一個人に立場をずらされてしまうと、お年寄りはだれのせいにもできないために「帰れない」という事実をかえって自分の問題として捉え、「本当に帰れないのだ」という現実を、説得されるよりもむしろ短時間で受け入れるのではないか、と私は思うのである。人は自分で結果を悟らないと納得しないものである。『ブリコラージュ』（２００３年９月号）

介護関係から逃れるという方法

そうなのだ。私たち介護者もまた、介護関係から逃れなくてはならないのだ。もちろん、逃げてばかりいるわけにはいかないから、介護者でありながらそれを超えた自分を持っているということだ。超え方には、２通りあると思う。ひとつは、より専門性を高めていって超えていく、という方法だ。これに該当するのは、「受容の原則」をはじめとした、バイスティックの原則が身体に染みついているような人だ。ソーシャルワーカーや、経験豊かな看護師、とくに精神科で仕事をしてきた看護師にそうした人がいる。意識的に仕事としてやっているのだけれど、わざとらしさを少しも感じさせないというタイプである。「困ったときにはあの人がいるから安心」と、スタッフからも老人からも思われているようなタイプの人である。

もうひとつの超え方がある。それは竹本のように、ただの〝お兄ちゃん〟になってしまうというやり方である。介護者の立場から降りて、〝通りすがりの人〟になるのだ。

介護者から降りて〝人間同士〟になってしまう人もいる。例えば、宅老所よりあいの下村恵美子さんは、利用している老人と本気でけんかをし、ときにはつかみ合いまでする。これも介護関係からの降り方のひとつだ。彼女の認知症老人への関わり方については、その著書『九八歳の妊娠』（雲母書房）をぜひ一読されることをお勧めする。

これは、前者の専門性を高めていって超えていくという方法が、いわば〝上〟へ超え出ていくのに対して、横超《おうちょう》、つまり横へ超え出ていく方法だと言えよう。

しかし、私のような凡人にはどちらも難しそうである。だが、残念に思わなくてもいい。介護関係を超えた関係は、介護職ではない人たちによってこそつくられるからだ。

そして白衣が消えた

デイサービスにボランティアで来てくれているTさんは、70歳の男性だ。定年退職後、44年間勤めた企業とは全く違う世界である「介護の世界」に興味を持ち、デイサービスにほぼ毎日通っている。エプロンをつけて食事介助もするし、通院介助で運転手もするが、彼の役割は、介護スタッフとはちょっと違った立場から老人に関わることだ。老人の言うデイサービスの悪口や、スタッフの陰口に、ときには共感しながら相談にのっている。

スタッフではない人が混じっていることで、老人たちは、介護関係とは違った関係に入り込めるようで、Tさんは貴重な存在である。

老人同士の関係も、介護関係から逃れられる関係である。このデイサービスには、「帰りたいクラブ」と呼ばれる3～4人のグループがある。帰宅願望の強い女性が、玄関の長イスに座って、互いに「帰らなきゃならんのに」とか、「私もだよ」と言い合っている。だが、玄関だから人の出入りが多く、だれかが通る度に「あれはだれか」と話題が変わるのだ。それで、なんとか半日くらいはもつのである。

スタッフは、用事があって車で出かけるときには彼女たちに声をかけ、何人かをのせてドライブに出かける。手が空けば散歩に誘う。こうして夕方まで持ちこたえている。

Tさんを見習って、介護関係から〝降りる〟ことで、介護拒否や帰宅願望が少なくなることがわかってくるにつれ、まず若い男のスタッフが、白っぽい制服をやめて私服で仕事をするようになった。やがて、その〝効果〟がだれの目にも明らかになるにつれ、一人、また一人と私服が増えた。ついには、看護職も白衣を着なくなった。白衣のままでは、介護関係からは降りにくい。そして、いつの間にか「帰りたいクラブ」も自然消滅したのだった。

第4章　徘徊

鍵をかけないことの効果

徘徊にどう対応したらいいのか、という質問をよく受ける、認知症に関する本にも、徘徊への対応法は必ず書かれている。それくらい「徘徊」は、認知症老人の問題行動の代表だと考えられている。「徘徊」を辞書で引いてみると、「目的もなくうろつき回ること」と書いてある。しかし、認知症老人の徘徊の多くには、立派な目的があるらしい。それを、回りの私たちがわからないだけなのだ。そして、一部の徘徊には、とくに目的はないものがあるが、それはそれで立派な人間的行為なのだ。

私が勤めていた特養ホームは、夜以外は鍵をかけない。そういう方針だったというよりも、それが当たり前だと思ってやっていた。したがって、年に何回か、老人がいなくなって探し回る、ということがあった。探しているときには、心配だし、不安である。もしものことがあったらと、つい最悪の場合を考えてしまう。鍵をかけてしまえば、こんな気持ちにはならなくて済むだろう。しかし、鍵をかけられて閉じこめられている老人は、少しずつダメになっていくような気がする。生気がなくなるのだ。なぜかというと、それは介護のレベルが下がるからだ。

老人がいなくなるのが「年に数回」というのは、少ないと思わないだろうか。当時から、どんなに認知症でも受け入れてきた施設だから、鍵をかけなければ毎日のように出ていくのではないか、と思うかもしれない。しかし、出ていくということは、ここが自分がいるべき場所だという実感がないからである。徘徊は、老人がそれを私たちに教えている非言語的な訴えなのである。だから、そのたびにケアを見直していた。そのくり返しが「年に数回」であり、さらには「何年かに1回」にまでなるのである。

鍵をかけた空間で、毎日落ちつかない老人の後始末に追われるよりは、鍵をかけないで落ちついている老人のケアをしたほうが、はるかにいい。「何年かに1回」は、それに十分見合う生活の、当然のリスクだろう。

何回か、施設から出ていく老人を経験すると、その出ていく方向に特徴があることに気づいてきた。左方向に曲がることが多いのだ。そういえば、ホールでウロウロしている老人も、左回りが多い。じつは、これは人間の自然な動きに適《かな》ったものだ。人は左足で体重を支え、右足で方向を決める。だから、トラック競技はすべて左回りだ。右回りにすると、転倒する人が増えてしまう。認知症とは、自然に着地していくことなのである。

私たちは徘徊の目的の有無、あるいは目的は何かを探すために、徘徊を分類することにする。しかしその分類は、医療がやるような病理学的分類ではなくて、徘徊している老人のようす、とくにその表情による分類である。

確信をもって出ていく──回帰型の徘徊

1つ目の徘徊は、確信をもって家や施設から出ていこうとするタイプである。目がつり上がって、どうしても行かねばならないという、強迫観念にとらわれていることもよくある。これを「確信型」の徘徊と名づけたい。歩くのは早く、ふだんは伝え歩きがやっとという人でも、足早に出ていってしまうこともある。一般に、迷うことなく一心不乱に歩いていくことが多い。

こちらの質問を聞く余裕もないこともあるが、どこに行くのか、なぜ行かねばならないのかを聞いてみると、「家に帰る」「子どもが待っているから」「仕事に行かなきゃ」などと訴える。つまり、認知症の3分類のなかの、回帰型にともなう徘徊であることがわかる。

回帰型の徘徊、および見当識障害への対応法については、第Ⅳ部の第2章で述べたとおりである。過去に帰っている老人の世界を受け入れ、与えられた役割を演じ、できれば共鳴して行動を共にするのだ。これは、前章の介護拒否と帰宅願望について考察したことから見れば、まさしく、介護関係から〝降りる〟という意味だったことがわかるだろう。

ある病院の看護師は、「家に帰る」と訴える老人に、説得していたのをやめて、共鳴してみることにした。「そうよねえ、帰りたいよねえ」と言うと、老人の表情はパッと変わり、「そうなんだよ、看護師さん」と言って、自分の子どもの話をうれしそうに続けたという。この看護師は、徘徊につき合う覚悟だったというが、老人はしばらく話すと落ちついて、自ら自分のベッドに帰ったという。自分の思いを共有してくれる人がいただけで満足したのだ。

彼女は、同じ法人が老人保健施設を開設すると、自ら希望してそこのスタッフとなり、率先して白衣をやめ、ジーパンで仕事をしている。白衣では、「介護関係」を〝降りる〟のが難しいことを、実感していたからだ。

不安そうにウロウロ

2つ目の徘徊は、確信型とは対照的に、表情は困惑していて不安そうだ。あっちへ行っては立ち止まり、こっちに行ってはまた向きを変え、といった徘徊である。これは、どうしていいかわからないために、身の置きどころがなく、ウロウロしているタイプだ。「不安困惑型」の徘徊といえばいいだろう。

第1章の最初に挙げた、問題行動の生活のなかの原因を思い出してもらいたい。そうした身体と心の危機を、徘徊というかたちで訴えていることが大半である。尿意の切迫を識別できなかったり、トイレに行くという判断ができなかったり、あるいはトイレの場所がわからなかったりすることによる徘徊は、その典型である。それらに適切な介助が求められているように、生活のなかにある原因を探り、適切な対応をしなければならない。

認知症老人だって散歩くらいする

表情に余裕があり、とくに困っているふうでもないときには、これは「徘徊」と呼ぶべきではない。先の2つの徘徊にはそれぞれ目的があったが、これはとくに目的のない移動なのである。目的もなく動くのは、私たちでもする。ただ、ブラブラと歩くという行為を私たちがやると「散歩」と呼ばれ、認知症老人がやると「徘徊」と言うのは変な話である。

認知症老人だって散歩くらいするのだ。だから、制止する必要はないし、むしろどんどん散歩してほしいではないか。なにしろ、目的のない睡眠や散歩といった時間こそが、人の無意識を豊かにするのだから。

そして、もしその認知症老人が歩行困難なら、「散歩」は、這ったり、いざったりすることになる。洋式の環境では、這ったり、いざったりすることはあってはならないことだと思われている。しかし、これらの動きはヒトの発達過程での正常な動きであって、老化にともなってそこに回帰したと考えれば、何の不自然さもない。むしろ、這ったり、いざったりする動きを許さない病院や施設の環境や、われわれの感じ方のほうが、老いという自然に適応できていないのである。

もちろん散歩は黙って見守ればいい。いっしょに散歩できればもっといい。

第5章　被害妄想、嫉妬妄想

「妄想」は関係を変えようとする試み

「被害妄想」や「嫉妬妄想」は、「妄想」といった精神病理学の用語が入っているからといって、特別な問題行動だと考えてはいけない。先に、「介護拒否」と「帰宅願望」は、認知症の老人にとっては本質的な問題であるという考察をした。それは、介護される老いた自分への拒否が、介護関係の拒否として現われているからだった。

被害妄想と嫉妬妄想もそれと同じように、認知症の本質に関わるものである。それは、介護関係を拒否するだけでなく、むしろより積極的に関係を変えてやろうという試みだからである。

Tさん（80歳、女性）は、週4回通っているホームヘルパーのWさんのことを〝泥棒〟と言い始めた。自分の金を狙っている、と言うのだ。

Tさんは、一人暮らしが10年続いている。昔は芸者だったというが、いまはその面影はなく、唯一の名残りは、床の間に立てかけられた赤い袋に入った三味線だけである。過去の人生にいろいろあって、実家とは絶縁状態だ。かつては社交的だったらしいが、すっかり人間嫌いになって、ここ10年間はほとんど家から出ることもなかったという。唯一の話し相手は、地区の担当の民生委員さんで、彼が来ると部屋のなかに入れ、昔話をしたというが、それ以外には訪ねる人もいなかった。

介護保険が始まって、彼女は「要支援」と認定され、最初は新米のSヘルパーが週2回、家事援助で訪問を始めた。しかし、経験のないSヘルパーでは手に負えないことがわかった。じつは、かなり認知症が進行していたのである。

ちょうど、認知症の要介護認定が低すぎるということが問題になっていた時期で、認定の見直しで「要支援」から「要介護2」に変更された。

ケアマネジャーは、Tさんにデイサービスの利用を勧めたが、これは即座に断られた。10年間も人間づき合いのない人が、そう簡単にデイサービスに出てくるとも思えないので、とりあえず訪問を週4回に増やすとともに、担当ヘルパーを変えることにした。それがWヘルパーである。

熱心なヘルパーが「泥棒」に

Wさんは、特養ホームの寮母を経験した後、社会福祉協議会のヘルパーの主任として引き抜かれ、介護保険の導入とともに、町の後押しでつくられた訪問介護の会社の主任になった、自他ともに認める介護のプロである。ケアマネジャーの資格も持っているが、「ケアマネなんておもしろくない」と言ってヘルパーを続けている、という人だ。

さすがに、ベテランのWさんに代わってからは、Tさんに変化が出てきた。身ぎれいにもなったし、部屋もきれいになった。どうやら、Sヘルパーは現役の主婦とはいえ、あまり家事に向いている人ではなさそうだった。実際、Tさんに「あんなのが来ても頼りにゃならんよ」と言われていたくらいである。

そのSさんから、Wさんに代わって1カ月も経たないうちに、TさんがWヘルパーのことを「〝泥棒〟だ」と言い始めたので、回りは驚いたのだ。「なんでWさんが〝泥棒〟になるんだろう。Sさんのときにはそんなこと言わなかったのに」と。

Tさんには、「認知症にともなう被害妄想」なんて診断が下されるのだろう。精神医療の世界では、妄想はあってはならないものとされ、薬で消してしまおうとする。しかし、多くの場合、妄想はなくならないし、たとえなくなったとしても、薬の副作用で、考える力や自発性までなくなってしまうことが多い。

徘徊のひどい老人が精神科に入院させられ、1週間の面会禁止の後、「徘徊しなくなったから見に来てください」と言われて行ってみると、徘徊できなくなっている、なんてことを何回か経験したものだ。表情もなく、徘徊する元気すらないのだった。

ひどい場合には、すでに床ずれまでできていることさえあった。これならまだ、目をつり上げて這い回っていたほうが人間らしいのではないか。私たちは、「専門家に委ねる」という美名のもとで、生活の場から追い出してしまったことに、ひどく自己嫌悪を覚えたものである。

〝泥棒〟と言い出すケースの共通項

何とか生活のなかで、つまり介護の力で、こうした問題行動をなくしていこう。なくせないなら、なくなるまで、私たちが老人に振り回されればいいのだから、と私たちは考えた。

被害妄想の原因を「認知症だから」と考えるのでは、思考停止である。なぜTさんが、特定のWさんを〝泥棒〟と信じ込むのか、という説明にはならないではないか。私たちはその原因を解くため、経験豊かなヘルパーや寮母に集まってもらい、これまで、介護している家族や介護職を〝泥棒〟と言い出したケースに、共通項がないかを話し合ってみた。

まず、〝泥棒〟と言い出す老人に性格的な特徴はないか、を考えてみた。すると、自立してがんばって生きてきた人に多いことがわかった。しかし逆に、依存的な人生を送ってきて、要介護状況の現在に至って、さらにヘルパーに依存したがる人の場合にもあることがわかった。

これは正反対に見えるが、片方は、介護者に依存していることが不本意な人、もう片方は、依存したくてしかたがない人である。したがって、いずれも他人への依存という状況を強く意識している人という点では、共通しているといえる。

要介護状況をドライに受け取められ、「ありがとう」と言える老人、つまり依存に対して、卑屈にも、その裏返しで傲慢にもならないでいられる人は、〝泥棒〟とは言い出さないのだ。

介護者のタイプに共通点はあるだろうか。これははっきりしている。熱心な介護者なのである。

「こんなに一生懸命みているのに、なんで泥棒扱いされなきゃいけないんでしょう」と、悔し涙を流した嫁さんがいたが、彼女は介護教室にも通い、介護記録までつけている熱心な人だった。「もう少しちゃんとしてくれればいいのに」と思うような、いいかげんな嫁さんや、Sさんのようなタイプのヘルパーは〝泥棒〟にはならないのだ。SさんからWさんに代わった途端、〝泥棒〟と言い出したことも、これは符号する。

さらに、老人の置かれた状況にも共通性が見られる。それは、人間関係が乏しいことだ。Tさんも十年来、民生委員とのつき合いしかなかったし、先に挙げた、悔し涙の嫁さんは、熱心で完全主義だった。そのせいで、他の人に介護を任せておけず、自分一人で背負っていたため、老人の側の人間関係はほとんどなくなってしまっていた。

つまり、乏しい人間関係で、しかもその人間関係が介護してもらうという依存的関係であるというときに〝泥棒〟が生まれているのである。

暴力の根拠は「受動性」にある

なぜ熱心なヘルパーが〝泥棒〟になってしまうのか。この私の疑問に答えてくれたのは、子どもの養育の世界に関わってきた芹沢俊介だった。

芹沢は、アメリカの心理学者ロロ・メイの、「暴力はイノセンス(＝無力であること)から生まれる」との説を紹介しながら、さらにその根拠を、ヒトの根源的受動性にあるとした。人は自ら選択して生まれてきたのではない。一方的に産み落とされたのだ。英語で「生まれる」は I was born と受身形で語られることが、それをよく表わしている。

つまり、人は生まれてきたことに対しては、自分には責任がない。にもかかわらず、なぜこんな悲しい目に合ったり、叱られたりしなければならないのかというのが、子どもが親に対して行う、泣いたり、わめいたりする反抗的な行動の理由なのだ。いわば、〝勝手に産んだ〟という一方的暴力に対する、対抗暴力というわけだ。つまり、子どものわけのわからない反抗には、ちゃんと意味があるのである。

その子どもの対抗暴力は、母や父といった回りの人たちに、肯定的に受けとめられることで解体されていく、と芹沢はいう。つまり、子どもの抵抗を、放っておくのでも、〝しつけ〟と称して抑え込むのでもなくて、ちゃんとした「受けとめ手」になるべきだというのだ。

しかし、その子どもによる対抗暴力が、ちゃんと受けとめられないとき、子どもはさまざまな問題を抱えるに至り、ときには少年犯罪にさえ結びつくこともあるということを、具体的な事件の分析をとおして実証していくのだ。

あっそうか、と私は思った。子どもの暴力が根拠のあるものなら、認知症老人の問題行動もまた、根拠のあるものではないか、と。

芹沢の言う「根源的受動性」は、子どもについての「原初的受動性」と、老人について、とくに認知症老人についての「最終的受動性」に分けて考えることができる。そして、全面的に親に依存しなければならない子どもが、自分を確認しようとしたら反抗というかたちをとらざるをえないように、介護者に依存しなければ生きていけない認知症老人が自分を確認する行為が、「問題行動」と呼ばれているのだ、と。

そうだとすると、私たちのなすべきことは、芹沢が言うように、その問題行動を抑えつけることでも、放置することでもなく、肯定的に受けとめることだ、ということになる。

介護そのものが問題行動の根拠

こうして見てみると、われわれは、認知症老人の問題行動の多くが、介護関係そのものから生じていることに気づくのだ。とくに、介護拒否や帰宅願望、そして被害妄想がその典型である。それは、悪い介護をしているからというのではない。勝手に産んだ母そのものが子どもにとって暴力であるように、介護そのものが問題行動をつくるのだ。むしろ熱心に介護されるほど、老人はその介護関係を意識せざるをえないのである。

老人の多くは、介護してもらうことに対して、大きな後ろめたさを持っている。介護保険制度による契約関係なんだからと割り切れるのは、私たち団塊の世代以降だろう。いまの老人たちの世代は、〝御国〟のために死ぬのが当たり前だという教育を受けてきた。実際に、回りの多くの人たちが戦争で死に、自分が生き残っていることに後ろめたさを感じている人が多いのだ。施設入所やヘルパーに来てもらうことは、その〝御国〟に迷惑をかけていることなのだ。彼らは、その心理的負担に耐えられなくなる。

嫁に対しても同じだ。口では強がって無理難題をふっかけたり、悪口をふれ回っていても、それは迷惑をかけている後ろめたさの裏返しであることが多いはずだ。嫁の人生を自分が壊しているのではないか、自分は加害者で、嫁は被害者であるという状況に、老人は耐えられなくなる。

これを一発逆転する方法がある。それが〝泥棒〟なのだ。じつは、自分は被害者で、相手が加害者なのだと、回りにというよりも自分自身に思いこませることで、現実とのバランスをとるのだ。

妄想を必要としない現実をつくる

もしそうだとするなら、この妄想をなくすためには、妄想を必要としない現実をつくればいいということになる。一方的にしてもらう関係ではなくて、人間関係を豊かにしながら、逆にTさんが他の人に何かしてあげられるような関係をつくる。そうすれば、現実の世界でバランスがとれるから、妄想は必要ではなくなるはずである。

それには、デイサービスやデイケアに参加してもらうのが一番いい。そこには高齢で障害を持ち、自分よりも介護を必要としている人がいるからだ。いくら人間関係が豊かになるからといっても、Tさんを家に閉じこめたまま、訪問看護師、OT、ボランティアが訪れたとしても、問題の解決にはならない。〝してもらう介護〟が増えるだけだからだ。

もちろん、Tさんはデイサービスへの誘いを断るだろう。そこで、明日の訪問からできることから始めよう、とWヘルパーは考えた。それはTさんが、ヘルパーとの関係を、擬似的でもいいから相互的だと感じられるようにする方法である。さあ、読者のみなさんだったらどうするだろうか。ここで一度本から目を離し、Wヘルパーになったつもりで考えてみてほしい。彼女のとった方法で、妄想はすぐに消えたのだ。

現実の世界でバランスをとる

Wヘルパーのやり方はこうだ。1回の訪問時間の1時間のうち、45分間で効率よく家事援助をすませてしまう。そして残りの15分間で、Tさんから、小唄と都々逸《どどいつ》を習うのだ。45分間、Tさんは三味線を調律しながら仕事が終わるのを待っていて、ヘルパーが目の前に正座すると、背筋がピンと伸びて、驚くほど大きな声で都々逸をうたってみせるという。

「都々逸下手でもやりくりゃ上手、今日も七つ屋で誉められた」。認知症のせいで、毎回こればかりくり返しているのだという。さて、これは代表的な都々逸なのだが、意味はおわかりだろうか。私と同じ年のWヘルパーでも、〝七つ屋〟が何のことかわからなかったというから、若い介護職は見当もつかないだろう。このように、文化の世代間断絶は深いのだ。

知りたかったら、回りの老人に教えてもらってほしい。介護者が老人にものを尋ねることが、また関係のバランスをとる方法なのだから。

こうして、Tさんの妄想は消えた。私たちの仮説が当たったのだ。Wヘルパーから介護してもらうだけの一方的関係が、小唄と都々逸を教えてあげることで、相互的関係に変わったため、妄想は必要ではなくなったのだ。つまり、現実の世界でバランスがとれるようになったのである。

関係者はみんな喜んだが、Wヘルパーの上司は別だった。「1時間、ちゃんと働け」と文句を言ったのである。人間というものがわからない人は、たとえ管理職とはいっても、介護の仕事に就くべきではない。

さて、Tさんはデイサービスに出てくるようになった。Wヘルパーが、「デイの老人にも三味線を聞かせてやってくれませんか」と誘ったら、その気になったのだという。いまでは、本来の社交性も出るようになって、デイの人気者だという。

こうした、現実とのバランスをとるための妄想は、介護者が夫や妻である場合には、「嫉妬妄想」として出現する。介護している妻に、「若い男と会っとったろう」と、突然言い出した76歳の男性は、脳卒中で倒れて以来、家から出ることがなかった人だ。まだ介護保険もなく、ヘルパーも一人暮らしの人にしか派遣していなかった時代だったせいで、妻との一方的な介護関係だけで、6年間過ごしていたのだ。

当時、特養ホームで始まったばかりのショートステイに行き、ボランティアの定期的な訪問によって、嫉妬妄想が消えていく過程と、結末の〝オチ〟については、『関係障害論』の第1章を読んでいただきたい。

こうして、介護してもらうという依存的関係への心理的負担を解消するために、介護者を〝泥棒〟を代表とした加害者だと思い込むことを、「心理負担解消型」と名づけることができよう。それ以外にも、いくつかの被害妄想のタイプがある。

「老化拒否型」と「被害者利得型」の妄想

Sさん（90歳、女性）は、85歳を超えるころから足元がしっかりせず、たびたび転倒するようになった。杖を持つように勧めるのだが、「私はそんなにもうろくしとらん」と拒否する。「でも、転ぶじゃない」と言うと、「あれはだれかが後ろから押したんだ」と言い張るのだ。

これは、自分の老化を認めたくないために、転倒やお漏らしまで他人のせいにしてしまうタイプで、「老化拒否型」と呼べばいいだろう。しかし、特定のだれが押したと言うことはなかったので、人間関係でもめることはなかった。おそらく、自分でも老化のせいだとわかっていたのだろう。被害妄想というよりは、責任転嫁とでも言えばいいだろうか。認知症の3分類のうちの「葛藤型」への関わり方を参考にしてほしい。

Bさん（79歳、女性）が、「物を盗《と》られた」と訴えるようになった。特養ホームに入所してから3年、歩行もでき、施設内では自立に近い人だった。リンゴやお菓子、ときにはお金を盗られたと訴えるのだが、「○○さんが盗った」と言って名指しする相手は、介護職ではなく同室のMさん（84歳、女性）である。

BさんとMさんは、相性はよくなかった。4人部屋の同室同士だが、介助が必要なので、介護職がひんぱんにベッドサイドに行くのはMさんのほうで、Bさんのところにはほとんど行くことはなかった。どうやらBさんは、自分を被害者にすることで、回りの関心と同情を集めようとしているらしい。

いわば、これは「被害者利得型」と呼ぶべきだろう。私たちが助かったのは、〝泥棒〟と名指しされたMさんが怒るでもなく、「また始まった」と笑っているだけだったことである。〝泥棒〟と言われて怒ったり悔しがったりする介護者は見習うべき態度ではないか。

スタッフで話し合って、Bさんに声をかけるようにしたものの、〝盗られ妄想〟は解消せず、Mさんとは別の部屋にしたほうがいいのではないか、という意見も出た。しかし、新しい部屋でも、また別の相手を見つけて〝泥棒〟と言い出すだけだろうとも思われた。

妄想は、意外にも病気をきっかけにして消えることになった。Bさんが珍しく風邪をひき、4日ほど寝込んだのだ。当然、看護や介護が必要になり、スタッフはひんぱんにBさんのベッドサイドに行くことになった。これで安心したのか、Bさんは病気が治って以来、「盗られた」と言う回数がぐっと減った。

その代わり、ときどき「頭が痛い」と訴えて、薬を要求するようになった。どうやら、「被害者利得」から、病気であることによって利益を得られる「疾病《しっぺい》利得《りとく》」へと転化していったらしい。それに、私たちスタッフも、そちらへと誘導したところがある。

つまり、「盗られた」という訴えにはあまり応えず、「頭が痛い」という訴えにていねいに対応したのである。もちろん多くの場合、出されるのは偽薬だったけれど。同じように、回りの興味、関心を引くためなら、〝盗られ妄想〟よりは〝病気〟のほうがいい。人間関係に影響を及ぼさないからだ。いわば、問題を「個体還元論」で乗り切ろうというのである。

第6章　暴力行為

存在としての暴力

前章で私は、芹沢俊介から、認知症老人の「問題行動」の理解について、大きな示唆《しさ》を得たことを書いた。彼は「受身であること」に暴力の発生根拠を求める「イノセンス論」を著書のなかで展開している。

なかでも『母という暴力』はドキッとさせられる題名である。しかし、これは〝母が振るう暴力〟という意味ではない。それも含めて、〝母という存在そのもの〟が暴力なのだ、という内容の本なのである。

私の講演会場に、介護関連の本とともに並べられたこの本を、介護職であり母親である参加者がよく手に取っている。「反発とともに、どこかで身に覚えがある」のだそうだ。

「勝手に産み落とされた」という根源的受動性が、母から子への一方的「暴力」であるだけでなく、育児関係もまた「暴力的」である。なにしろ、母の全面的保護の下にいなくてはならないのだ。育児する側が生殺与奪の権を握っているのである。

　言うまでもないことだが、これはちゃんと可愛がって育児しているかどうかとは関係がない。虐待や育児放棄はもちろん「暴力」だが、ていねいで細心の育児が、じつは母の側の支配欲や管理欲という「暴力」であることは少なくない。

　少年期に至って、子どもの側から親に対してなされる「家庭内暴力」は、例えば、金属バットで殴るとか、ナイフで刺すといった具体的な暴力そのもののかたちを取る。いわば「行為としての暴力」である。これは問題とされるし、法にも触れる。しかし、暴力には「行為としての暴力」の他に「存在としての暴力」がある。子どもにとっての親が、その代表である。生徒にとっての教師もそうだ。こちらは法には触れない。

　図にして説明してみよう。親や教師は、子どもとの関係では「存在としての暴力」である。たとえ法に触れる虐待

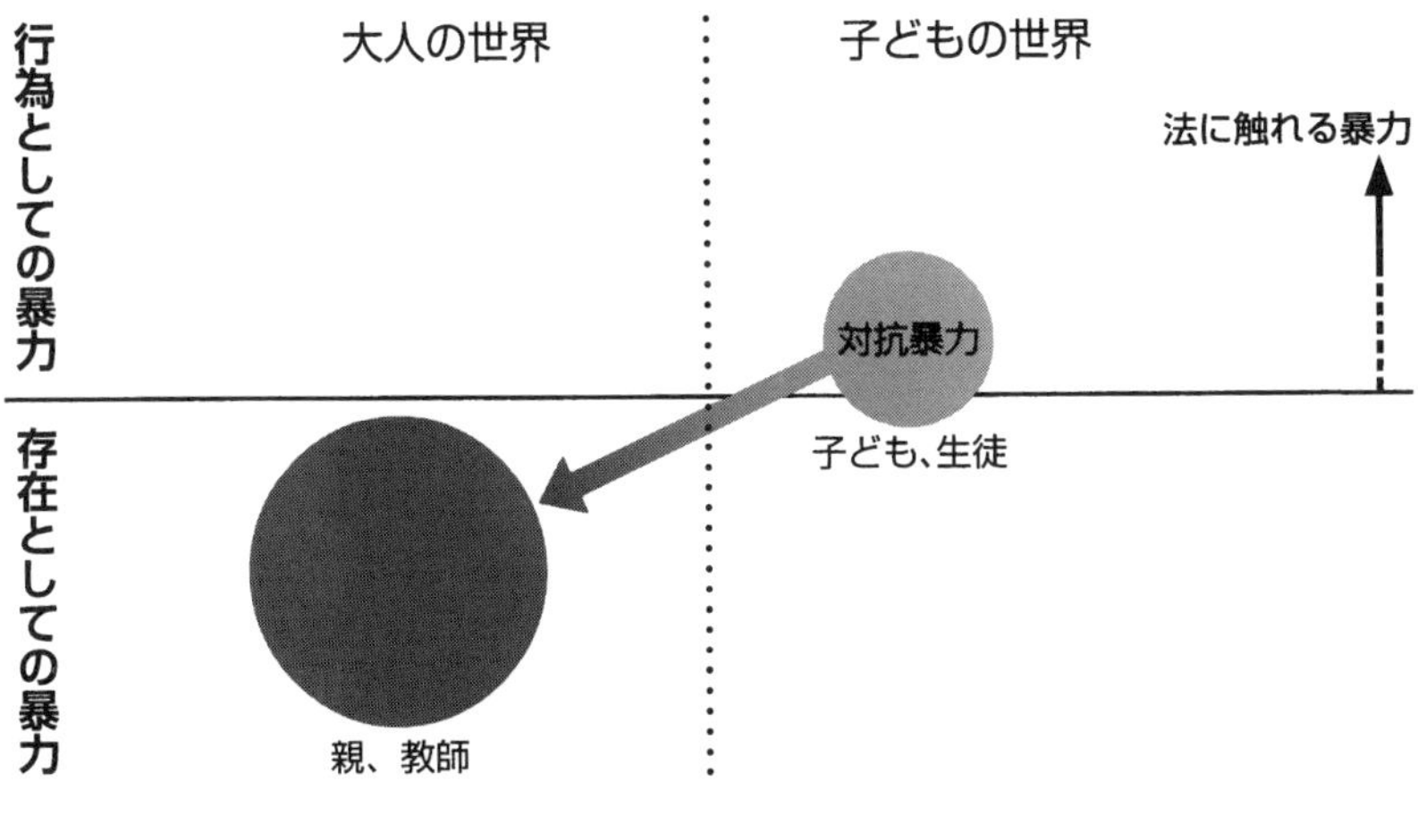

や体罰を行っていなくても、である。それに対して子どもの存在は、親や教師に対しては受身的であって、暴力的とは言えない。もちろん、自分より小さい者、例えば弟や妹との関係では「存在としての暴力」となるが、親に比べれば問題ではないくらいだ。子どもや生徒は、親や教師といった「存在としての暴力」に、「行為としての暴力」で対抗することになる。

「対抗暴力」としての「問題行動」

認知症老人の場合はどうか。認知症老人は介護者の全面的保護下にいる。そうでないと、一人では食事もできないし、危険に巻き込まれて命だって落としかねない。いわば、介護者は、子どもにとっての親のように、生殺与奪の権を握っているのだ。これは老人にとって、「存在としての暴力」だろう。

やさしい介護をしているかどうかが関係ないのは、育児の場合と同じである。下の図で示したように、私たち介護

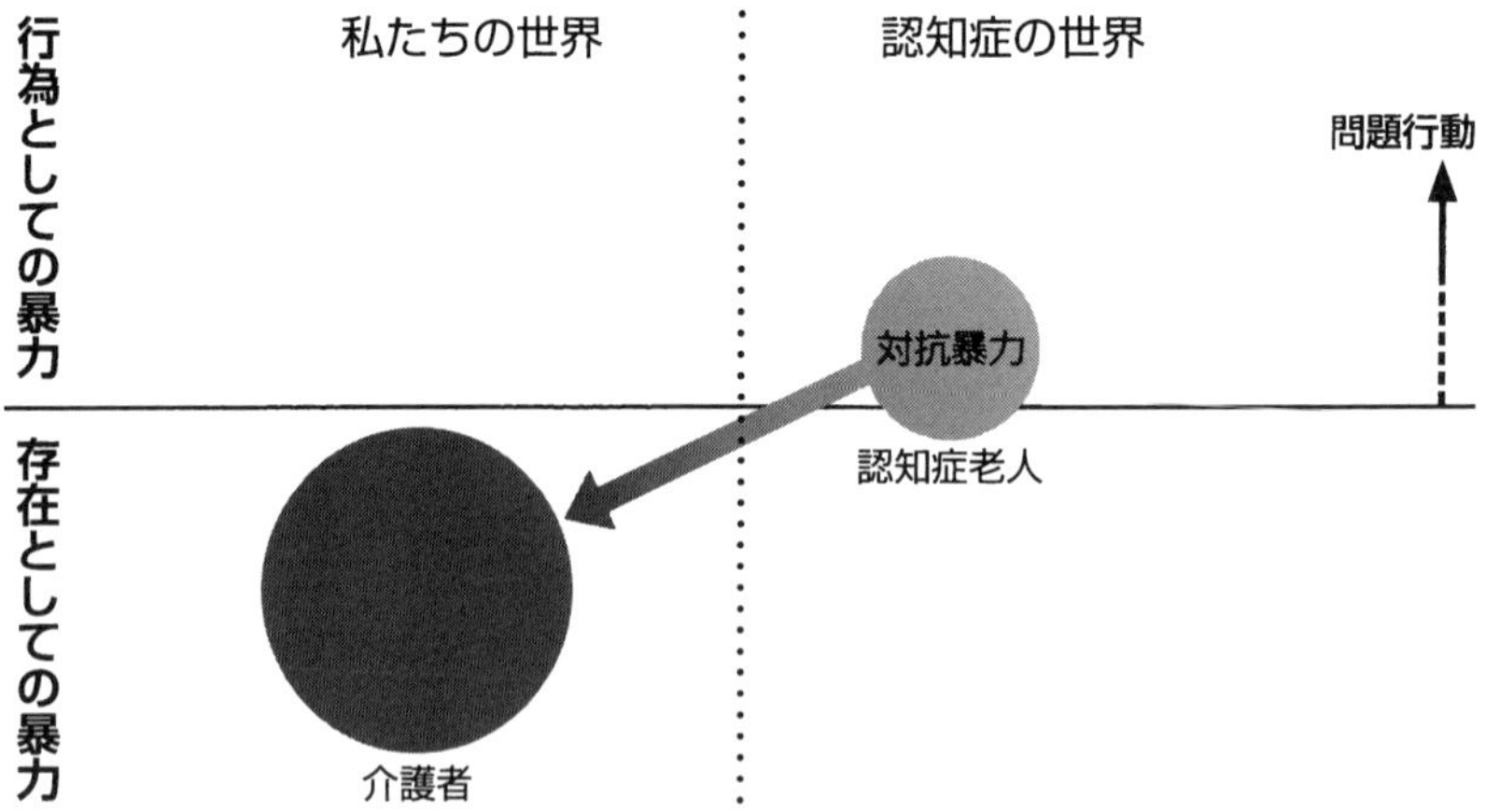

職に比べ、認知症老人の「存在としての暴力」はごく小さいものだ。子どもと違って、体格はよくても、高齢だから若い介護職にはとてもかなわない。それでも、もっと弱い老人との関係では、「存在としての暴力」になることもあるが、私たち介護職の「存在としての暴力」の大きさの比ではない。

認知症老人の「問題行動」、とくに介護者に対する暴力行為は、この「存在としての暴力」への「対抗暴力」というかたちをとるから、これが「問題行動」ということになる。

認知症老人の暴力行為について論じるとき、私はまず「暴力」を、いわゆる狭義での「行為としての暴力」ではなく、ふだんは「暴力」として認知されることのない、「存在としての暴力」まで含めた広いものとしてとらえるべきだと思う。それは、認知症老人の「暴力」が理由のあるものだと見えてくる、その根拠を私たちに与えてくれるからだ。

3分類別に見た「暴力行為」

そうした基本的な見方を前提として、それぞれの「暴力行為」にどう対応するかを述べていこう。もちろん、子どもの世界から学んだように、私たちはそれを〝肯定的に受けとめる〟のだ。

介護現場でもっともよく遭遇する老人の「暴力行為」は、3分類のうちの「葛藤型」によるものである。介護者に対する直接的な暴力だけでなく、暴言や、物を投げる、蹴飛ばすといった粗暴行為も、「葛藤型」に見られる「問題行動」である。

第Ⅳ部の第1章でも述べているとおり、老人はかつての自分に比べて不甲斐ない老いた自分に怒っているのであり、その怒りが私たち介護者に向かっているのである。それは、怒りが自分自身に向かっていって、自傷や自殺に至るのに比べれば、はるかにいいことである。私たちに向かっているうちは、それは私たちの視野のなかで起こっているということだから、管理もできる。

「暴力行為」に対して、最低限の防衛をしなければならないのは当然だが、制止しようとしたり、取り押さえようとしないほうがいい。体格のいい男性老人による「暴力」でも、なにしろ高齢者だから、走って逃げれば被害は回避できる。

「葛藤型」は、もともと社会にちゃんと適応してきた人が多いから、少し時間が経てば落ちついて、自分を理解してくれる〝特別な関係の人〟(第Ⅳ部第1章参照)に謝ったりするものである。こうした「暴力」を問題化して、施設の退所やデイの利用を断るといった対応は、避けるべきである。そうした一方的な権力的対応がますます「対抗暴力」を生み出すだけだからだ。

それよりも、介護者のちょっとした対応が「葛藤型」の暴力のきっかけになっていることが多いことをこそ、反省すべきだろう。子ども扱いするような態度やことば遣いが、老人のプライドを傷つけていないか、と。葛藤型の口グセが「俺をバカにしているのか」であることを、もう一度思い出してほしい。

他のタイプの老人はどうだろう。「回帰型」が自ら暴力を振るうことは、まずない。過去の自分に帰ろうとする「徘徊」を、介護者が制止しようとすると、「暴力」になることがあるが、これは私たちのまずい対応が老人の「暴力」をつくっている、といったほうがいいだろう。第Ⅳ部第2章を参考にしてほしい。

「遊離型」が暴力を振るうことは、もっと少ない。プライドを傷つけられる現実から逃げて、自分の世界に入っているのを邪魔されたときに、手で振り払うくらいである。これは、余計なケアに対する正当な反応に過ぎない。

しかし、「遊離型」のなかには、人がベッドに近づいてくるだけで緊張したり、興奮したりして、身体に触ろうとすると強く拒否する人がいる。多くの場合、病院で身体拘束をされた人である。これは、看護する側によって受けた「存在としての暴力」だけでなく、手足を縛るという「行為としての暴力」まで加えられたことに対する〝正当な〟対抗暴力である。いまからでも遅くない。介護者が肯定的な「受けとめ手」になろう。表情が戻ってくるから。

「青アザ」も「給料分」と思おう

いくら肯定的な受けとめ手になるといっても、ピック病の場合にはそう簡単ではない。ピック病の暴力行為は、「葛藤型」に似ていなくもない。しかし、「葛藤型」の老人の気持ちは介護者側にもわかることが多いが、ピック病では気持ちは通じにくい。また「葛藤型」は、本人をカッとさせるようなきっかけがあることが多いが、ピック病ではその理由がよくわからないのが特徴だ。

しかも、ピック病は比較的若い人に多いから、力も強く、顔が合った途端にパンチを喰らった若い女性スタッフは、しばらくは目の回りの腫《は》れが消えず、見合いを中止したくらいだ。また、道に飛び出そうとする老人を制止しようとした若い男性スタッフは、見事に投げ飛ばされて、お尻に青アザをつくった。

こうした「暴力」は、前頭葉の萎縮によって行動や情動を抑制する機能が低下しているためで、本人の悪意によるものでもなんでもない。こうした病気も、理不尽な〝自然の一部〟だと考えるなら、私たち介護者が受ける「目の回りの腫れ」や「青アザ」は、自然災害の一種だとは思えないか。

こうした「被害」を騒ぎ立てて、施設からの退所やデイの利用お断りという権力的対応をしたり、薬を盛って廃人にしたりしている人たちに言いたい。何で給料をもらっているのか、と。介護職の給料は安いが、それでも日本人の給与は世界的にトップレベルだ。

老人の「暴力」を騒ぎ立てて、自分を被害者だと言う看護職や介護職は、おそらく看護・介護以外の仕事をしたことなどないのではないか。私は10種類以上の職業を経験しているが、民間の会社勤めに比べれば、看護や介護の世界はまだまだ甘い。「目の回りの腫れ」も「青アザ」も、給料分だ。

仕事とはそれくらい厳しいものだ。したがって、高給取りの医者こそ、こうした暴力に耐えねばならないのだが、現実は逆である。安い給料の介護職が、「引き受け手」になっているのだ。もちろん、限界はある。しかし、限界をどこまで広げられるかが問われている。

第7章　異食、弄便

〝人間からの逸脱〞と映る人たちがいる

「異食《いしょく》」とは、食べ物でないものを食べようとすること、「弄便《ろうべん》」とは、便を弄《もてあそ》ぶことである。

いずれも、従来の医学や看護の専門書では、「人格崩壊の極致」といった書かれ方しかしてこなかった。そして、対応法といえば、「こうした危険行為や不潔行為をしないよう管理しなければならない」とあるだけで、直接的な表現ではないものの、身体拘束や薬によって、問題行動を〝しなくなる〞のではなく、〝できなくする〞しかないものとされてきた。

頭のいいはずの医師や看護師が、なぜこうした貧しい表現と、アプローチとも言えないような方法論しか思いつかないのだろうか。それは、彼らが思い描いている人間のイメージが狭すぎるため、認知症老人を「人間」の枠のなかに入るとは思っていないからだと考えられる。

もっとも、医療・看護の世界だけではない。福祉関係者や、人権を声高に叫ぶ人たちもまた、認知症老人を「人間」の範疇《はんちゅう》には入れていない。
私はかつて、次のような文章を書いた。

なぜ私が、老人を縛らないという目的のために、人権意識の啓蒙という手段に向かわなかったのかという理由を記しておきたいと思う。

これまでの医療の、身体だけを見、それをメスと化学物質の対象としか見ないという人間観に対しては、さまざまな批判がなされてきた。たとえば、医療の側に対して批判的であることの多い福祉の側や、医療内部の良心的な人たちは、「人権」を声高に訴えている。だが、私はこうした「人権」という崇高な理念を声高に叫ぶことでは、現実はちっとも良くならないと感じている。

まず、医療関係者の人権意識が低いから老人を縛っているわけではない。むしろ、「人権」という理念は、老人を抑制するという行為を擁護さえしてきた。「ベッドから落ちて骨折したらこの人の人権はどうなるんですか」「栄養が足りなくて死に至ることこそ人権を軽んじていることになるんじゃないですか」などと。

こうした、身体とか生命という目の前の現実性の前に、理念としての「人権」は有効に反論などできないのである。

「お年寄りを呼ぶときは○○さん、と固有名詞で。〝おばあさん〟なんてとんでもない」とか、「敬語を使え」と、うるさく指導する施設長や指導員がいる。もちろん私は、人を呼ぶときには、苗字に〝さん〟をつけるのがふつうだから、それでいいと思っている。しかし、それでは返事をしない老人がいるのだ。

山本スエさんは、「山本さん」と呼べば、「なんかいの」と答えていた。しかし、そのうち「山本さん」では反応しなくなった。その代わり「伊藤さん」と呼ぶと、「なんかいの」と言うのだ。旧姓に戻ったのである。

さらに数年たつと、旧姓でも返事をしなくなり、小さいときから年をとるまでずっと村で呼ばれていた「スエさん」という呼びかけにのみ、応えるようになった。それなら「スエさん」でいいではないか。ところが、それでも「山本さん」と呼べというのである。「スエさん」なんて呼ぶのは人権意識が低いのだそうだ。「ボランティアや家族が聞いたらどう思われるか」とまで言う。

ふーん、人権意識の高い割には、世間体ばかり気にするんだな、と皮肉のひとつも言いたくなるではないか。

もちろん「スエさん」でいいのだ。自分を孫だと思っている人には、「ばあちゃん」と呼びかけていい。まわりが誤解したら、ちゃんと説明すればいいではないか。まわりの人の目を気にするより、老人の表情をこそ見なければならないのだ。彼らの「人権」とは、どこかの抽象的人権でしかない。目の前のじいさんやばあさんの人権じゃないのだ。自分が呼ばれたことさえわからぬ呼称で呼ばれる山本スエさんの人権はどうなるのか。

彼らが大事にしたいのは、目の前の具体的な老人の人権ではなく、彼ら自身の理念でしかないのは明白である。

『関係障害論』

彼らの考えている「人間」とは、近代的自我をもった人間でしかないのだ。だから、異食や弄便は、「人間らしい人間」からの逸脱と映る。医療はそれをやめさせようとし、人権主義者は人権を守ってあげなければならない対象にしてしまう。しかし、老いと認知症は、その近代的自我から離れて、生き物へと回帰していくことなのだ。

そうした介護の立場からは、「異食」も「弄便」も、異常でも不自然なものでもない。

「口唇期」への回帰

フロイトは、ヒトの1歳半までの時期を「口唇期」と名づけた。口で母乳を吸って栄養を摂取するだけではなく、口の感覚をとおして世界との関係を確認する時期である。だから、赤ちゃんは視野にある物に手を伸ばし、何でも口に入れようとする。

認知症老人の「異食」は、この口唇期への回帰だと考えればいい。心理学者は、こういうのを「退行」と言うのだろうが、発達至上主義を前提としてつくられた「退行」という表現には、あってはならない不自然なもの、という響きがある。人が長生きをしたときに、赤ちゃんと同じ口唇期に帰るのは、むしろ自然である。だから「回帰」がいい。

「弄便」もまた、「回帰」によって説明できる。赤ちゃんの行動原理は、「快・不快の原則」である。快適なら眠っているか笑っていて、不快なら泣いて回りにそれを取り除くよう訴え続ける。しかし、老人はオムツのなかの不快に対して、それを自ら取り除こうとして手に取り、今度は手が不快だからシャツや壁に塗りつける、というわけだ。「これは便で、汚い物だから触ってはいけない」という規範は、フロイトのいう「肛門期」以降に親からしつけられるものだ。あとから教えられたものは、老いてくると先に忘れ、もっとも原初的な「快・不快の原則」に戻るのである。

手で触った便を口に入れたとなると、回りの人はちょっとした恐慌状態になったりするが、これも「口唇期」と「快・不快の原則」の2つが組み合わさったものと考えれば、理屈に合っている。大騒ぎする必要などない。

母親の胎内というのは、いわば〝楽園〟のようなものである、という。もっとも、私は覚えていない。自分の実感から出発してしゃべる、というのが私の方法論だから、実感もしていないのに言うのは抵抗があるが、体温も一定で、栄養も胎盤から自動的に送りこまれるのだから、そういう表現がわからないでもない。

ところが、その楽園から追放される。分娩である。じつは、子どもはその楽園から出たくないのだ。だから、人間の出産はあんなに時間がかかるのだとか、狭い産道を通るときに、人間の最初のトラウマ（精神的外傷）が生じるのだとか、それこそ「見てきたようなウソ」のような解釈がさまざまにあるらしいが、なにしろ胎内から出たとたん、自分で体温を調節し、呼吸をし、栄養を外部から摂取しなければならないのだから、これが大変なストレスだと言われれば、これもまたよくわかる話である。

旧約聖書の、アダムとイブのエデンの園追放のエピソードは、個体発生の無意識的記憶を系統発生に投影したものだ、という解釈さえあるくらいである。

そんな大変なストレスのなかで、外界と結びついているのは、何といっても口である。生後間もない赤ん坊は、自分の口を通して、母親と、さらに外的世界と自分がつながっていることを確認し、落ちつくことができるのである。

とすると、痴呆老人の〝異食〟はこう考えられる。彼らは、ちょうど楽園から追放された赤ん坊のように、大変なストレスを抱えており、そのストレスは、かつて口を通して世界と自分を確認してきたときと同じくらい、基本的なものである、と。

『介護覚え書』

赤ん坊を説得する人はいない

では、私たちはどうすればいいのか。泣いている赤ん坊を説得しようとする人はいないだろう。ましてや、「何でも口に入れてしまうから」と、赤ちゃんの手足を縛る人もいないだろう。赤ちゃんを落ちつかせるには、ことばでも薬でもなく、スキンシップである。ことばよりは声の調子である。薬よりは母乳の甘みである。

異食と弄便のため、病院で拘束されていたNさんが、特養ホームに入所してきた。寮母たちは話し合って、日中、1人の寮母がマンツーマンでついてケアすることにした。ある日、昼寝のときに偶然、添い寝するようなかたちになったのをきっかけに、Nさんが落ちついていく。

夜勤の寮母ができるだけ毎晩、添い寝をするようにしたところ、1週間で問題行動が治まったという。スキンシップは、介護者のもっている最大の武器である。もちろん、薬という化学物質やメスよりは、はるかに有効で副作用もない。

従来、口唇期は誕生してから
1 歳半までととらえられてきた

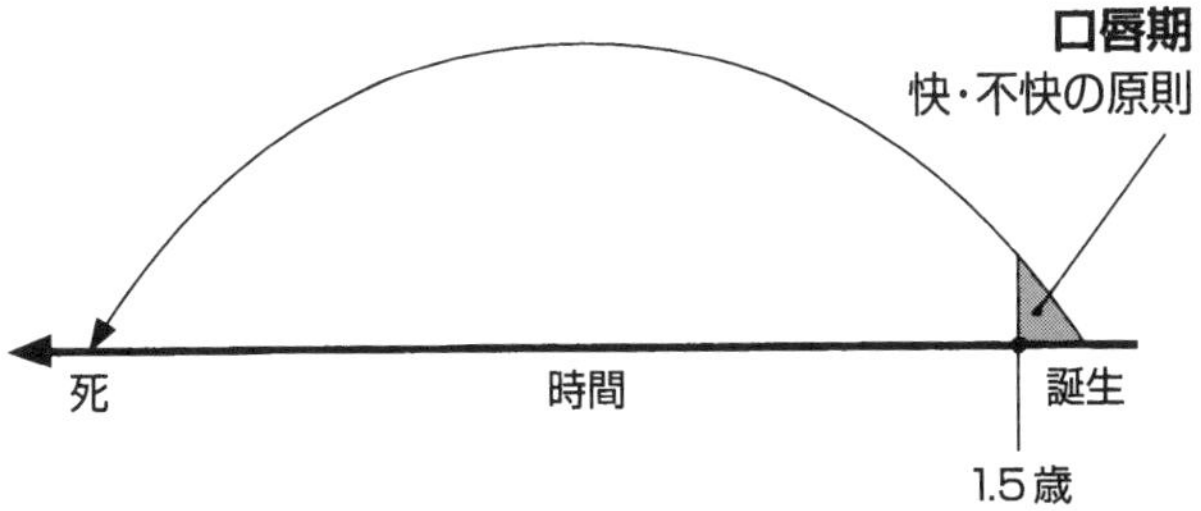

しかし、口唇期を人生の基本として、下図のように
横断的にとらえることで、老いて回帰していくこと
の意味がわかってくるだろう

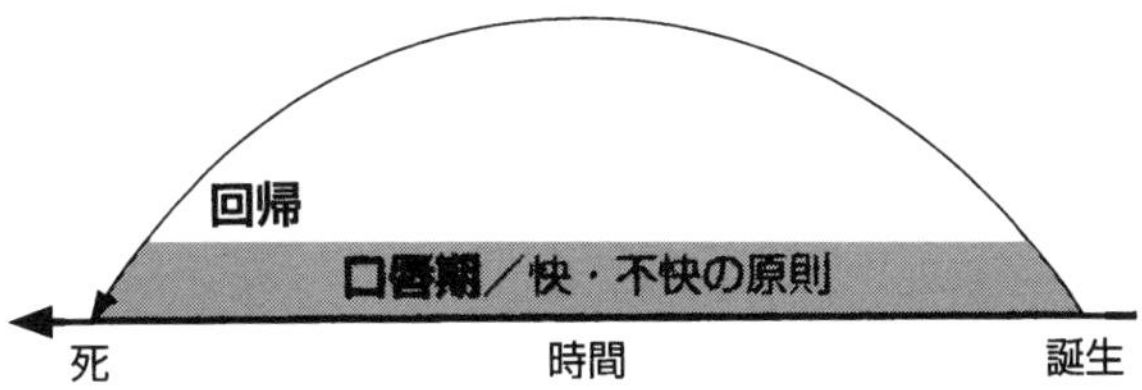

第8章　性的異常言動

なぜ対応が難しいか

「性的異常言動」をこの本の最後にもってきたのには、理由がある。認知症老人のケアでは、深刻な事態に出会うことがあり、さらに、それ以上に深刻なイメージで語られることが多いだけに、読者には最後に、ニタッとしてもらいたいからだ。

そのニタッには、認知症もまた理解できるものであり、認知症ケアも特別なものではなくて人間臭いものなのだ、ということへの安堵が入っていてほしいと思う。

「性的異常言動」への関わり方を探ろうと思うと、2つの困難がともなう。1つは、まじめな職員にとっては、「介護拒否」の場合と同じように、介護職としての自分を拒否されている、と感じることである。ある特養ホームの女性介護者は、しばしば入所者のMさん（78歳、男性）から、性的な誘いや冷やかしを受けていた。プライドを傷つけられた彼女たちは、「私たちはホステスじゃありません」と抗議したが、「そう言えば、ホステスならもうちょっとはマシなのが揃っとる」と言われて、顔を真っ赤にして憤慨したものだ。

もう1つは、事柄が事柄だけに、嫌悪を感じる人や、興味本位にニタニタする人など、介護者として客観的に対応するのが難しいことがある。例えば、入所老人の自慰行為にどう対応するかについても、意見はなかなかまとまらない。嫌悪感を隠すこともせず、どうやって止めさせるかを真剣に考える人もいれば、「性は人間的なことだから」と寛容な人もいる。

私の対応はどちらでもない。自慰行為は悪いことではないから、止めさせるのはひどい。しかし、回りの人に嫌悪感を与えるのはよくない。あきらかにマナー違反である。必要なアプローチは、だれか適当な人が、「人にわからないようにしたほうがいいですよ」とアドバイスすることだ。もっとも、施設に入所しているから、やむなく回りにわかってしまうという事情もあるから、回りは見て見ないふりをすることも必要である。

つまり私の対応法は、たとえ認知症老人であっても、世間の常識を基準にして考えていけばいいじゃないか、というものだ。

私たちは「性的異常言動」もまた、徘徊と同じように、その表情や態度でいくつかのタイプに分類できないか、と考えた。しかし、それほど簡単にいかなかったのは、いま挙げた理由によるのだろう。徘徊は客観的に観察できても、「性的異常言動」は、女性にとっては自分がその対象になることも多いし、男性にとっては自分の将来の姿と重なったりして、他人事ではすまないのだ。それぞれの価値観や人間観まで影響してくる。

それでも、いろいろ試しては、やっぱり効果がないと思った途端に、問題が解消してしまったりするという試行錯誤から、以下の3つのタイプに分けて考えることができると思われてきた。

「男女」と「母子」はともに関係の基本

人は、心的に追いつめられて不安になったとき、自分を安心させてくれる人を求める。そしてそれは、「母子関係」または「男女関係」として表わされることが多い。その根拠は明確だろう。「母子関係」も「男女関係」も、人間が自然であることを根拠にした関係の基本だからだ。

したがって、回りの人に卑猥《ひわい》なことばを言ったり、性的関係を求めたり、異性のからだに触ったりといった性的言動が表われたとき、それは人間関係を求めていると考えたほうがいい。

施設に入所してきたFさん（79歳、男性）が、性器を出して卑猥なことばを口にして、ウロウロするようになった。性的欲求不満だろうというので、男性職員がアダルトビデオをいっしょに観たりするのだが、それでも治まらない。しかし、仕事で忙しかった長男の家族が、孫を連れて面会に来るようになってからは、いつの間にかその言動がなくなっていた。

こういうのを「人恋しい型」と名づけたい。このタイプの特徴は、表情にゆとりがなく、欲求に突き動かされている印象である。

同じように、性的言動をくり返すのだが、「人恋しい型」とは違って、表情には余裕があり、悪びれたようすもなく、人前でも平気で性的な誘いをしたりするタイプがある。これは老化や脳血管障害によって、大脳の欲求を抑える機能が低下したために、性的欲求が出てきてしまうものである。いわば「抑制解除型」と言うべきだろう。

ケアハウスに暮らすMさん（74歳、男性）は、軽い脳梗塞になって以来、人が変わったようになった。人前で、平気で性的な誘いをするのだ。

脳の障害や老化が原因なので、本人にはコントロールは難しいと考えたほうがいい。しかし、脳によってすべての言動が支配されるわけではないから、他に興味のあるものに集中すれば、問題行動は少なくなる。Mさんも、将棋なら半日は集中できるため、ケアハウス内でボランティアに手伝ってもらって、将棋クラブをつくって参加してもらうことで、問題は少なくなった。

家族にとっては、かつての厳格だった父が、いわゆる「色ボケ」のようになってしまったことに、とまどい、耐えられない場合が多いので、抑制解除型の問題行動を受けとめるのは、もっぱら介護職の仕事である。そうしたことに嫌悪感のない職員が、冷やかしたり、ときには挑発したりすることで、Mさんは満足しているのだった。

〝将来のもともと型〟を探してみよう

「人恋しい型」のように表情が固く、欲求に突き動かされているわけでもなく、「抑制解除型」のように〝所かまわず〟というのでもない男性がいた。原因を突きとめられずにいたが、昔のことを知っている人に聞いてみると、「若いころからエッチだった」というので、大笑いになって納得したケースがあった。これを「もともと型」と名づける。

年をとれば人格が完成していく、と考えるのは間違いだ。もちろん、人格者はますます人格者になるが、個性が煮詰まっていくから、スケベな人はますますスケベになる。その性格をいまさら変えようというのは無理だから、嫌悪感の少ない職員がうまくつき合ってあげることだ。

25歳の女性のケアワーカーは、Sさん（80歳、男性）に、いつも口説かれている。まだ年若い彼女は、「今度生まれ変わったらいっしょになりましょうね」と、うまくかわしている。断るでもなく、受け入れるでもなく、これはもうホステス並みである。

さあ、回りの人たちのなかから、将来の「もともと型」になりそうな人を見つけてみよう。男性とは限らない。これからは女性にも、「もともと型」がたくさん生まれるだろう。なにしろ「男女共同参画社会」なのだから。

向き合うより並んで座る ―あとがきに代えて―

Tさん（女性）が夜勤の夜には、老人の問題行動が少ない。最初、私は日勤への引き継ぎでちゃんと報告されていないのかと思っていたが、いっしょに夜勤をする寮母は、「不思議に老人が落ちついているのよ」と言う。

私は不思議でたまらなかった。というのも、このTさんは決して「いい介護職」ではないのだ。まず勉強なんかしない。専門書を読んでいるのを見たこともないし、「研修に行かないか」と誘われても、「あんな難しい話を聞いてもさっぱりわからんから」と、いつも断っている人だ。

当時、私はまだ若くて、介護がよくなるためには、介護職もシロウトではなくて、もっと専門的なものを目指さなくてはいけないと考えていたから、Tさんのような何の資格も知識もない寮母が、認知症老人を落ちつかせている理由がわからなかったのだ。

私は、Tさんを観察することにした。認知症老人へのことばかけはよくしているが、話す内容は問題だらけだ。親しそうというよりは、むしろ乱暴で、ときには差別用語も使うし、叱ったりしていることさえある。いずれも、認知症老人のケアではよくないこととされていることではないか。

しかしある日、私は気づいた。認知症老人が聞いているのは、Tさんのことばの意味ではなくて、ことばそのものなのだ。声の高さや、口調、ニュアンスなど、空気振動としての声なのである。言っていることはきついが、その声は決して威圧的ではないし、逆に母性的なのだ。「無意識としての言語」と言えばいいのだろうか、そのやさしさがあるのだ。

それに比べて、研修で教わったとおり、老人には敬語と依頼形を使い、差別用語なんか決して使わないような人が、認知症老人とうまくいっていないことがよくあるのは、「無意識としての言語」がやさしくないのだろう。

いい介護は、意識の高い人がするのではない。意識が高く〝人権〟を説教したがる人たちは、排泄ケアなんかはしないものだ。大切なのは意識の高さではなくて、無意識の豊かさなのだ。

これは簡単には真似できないぞ、と私は思った。しかし、ある日これなら私にも、と思えるものを発見した。Tさんが夜勤で、私が宿直の夜だった。男性入所者のNさんが、ベランダの長イスに座っている。しばらく家族の面会がなく、表情がさえない。こんなときは、よく夜中に施設から出ていくものだ。

仕事が一段落したTさんが、Nさんのところにやってきた。そして、長イスの隣にピタッとくっついて座ったのだ。ふつう、研修を受けてきた職員は、老人の真正面からアプローチする。老人と目の高さを同じにして、目と目をちゃんと合わせて話せ、なんて教えられてくるからだ。

さっそく、私もやってみた。ぶつぶつと嫁の悪口を言って歩いているMさん（80歳、女性）が、歩き疲れたのか、玄関横のベンチに腰をおろした。私は何も言わずに、隣にくっついて座る。まず、老人と同じ景色が見える。これがいい。同じ世界にいる、と感じるのだ。

目と目を合わせていると、関係は閉鎖的になる。しかし、並んで座っていると、世界のなかに2人がいる感じだ。世界に開かれているのだ。目と目を合わせていると、ことばが必要になる。何も言わないでいると不自然だからだ。しかし、並んでいるとことばはいらない。不思議と共感が生まれるのだ。

相対していると、何かしなくてはと思う。カウンセラーとクライアントみたいになるからだ。並んでいると仲間同士、生き物同士になる。何もしなくていい。

戦後、育児の世界からオンブがなくなってしまった。あれは、母子が開かれた世界のなかで、同じ景色を見ていたのだろう。いまは、狭いアパートの一室で、母子が無言で向き合ってどうしていいかわからないでいる。子どもと老人の問題は通底しているのだ。

三好春樹（みよし・はるき）
1950年、広島県生まれ。特別養護老人ホームに生活指導員として勤務後、31歳で理学療法士の資格を取得。35歳で独立し「生活とリハビリ研究所」を設立。近年は、生活リハビリ講座を全国各地で主催する傍ら、年間100回以上の講演活動を行っている。一般社団法人「考える杖」代表理事。主な著書に『実用介護事典』『完全図解 新しい介護』（講談社）、『介護のススメ！』（ちくまプリマー新書）、『関係障害論』『ウンコ・シッコの介護学』（円窓社）ほか多数がある。

認知症介護—現場からの見方と関わり学

発行日……2023年4月10日　初版第1刷発行

著　者……三好 春樹
発行者……茂木 敏博
発行所……株式会社 円窓社
〒189-0011 東京都東村山市恩多町 3-39-13-101
TEL／042-306-3771　FAX／042-306-3772
http://ensosha.com

装　幀……大友 洋
D T P……佐野 路子
印　刷……モリモト印刷 株式会社

ISBN978-4-910822-01-3